U0320999

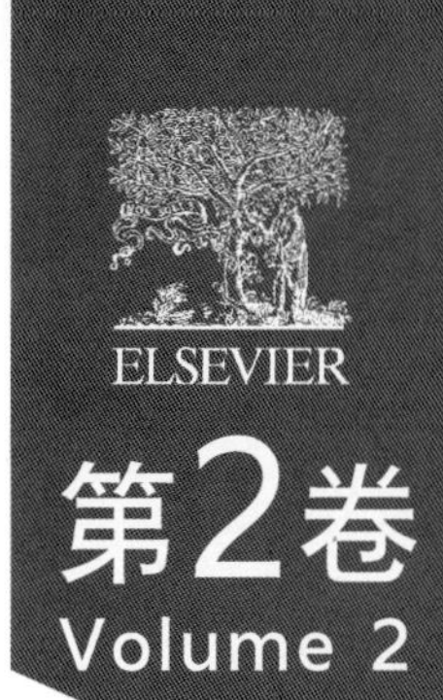

临床外科3D打印应用

3D Printing: Applications in Medicine and Surgery

主　编　[希]瓦西里奥斯·N.帕帕佐普洛斯（Vasileios N. Papadopoulos）

[希]瓦西利奥斯·齐奥卡斯（Vassilios Tsioukas）

[美]贾斯基特·S.苏里（Jasjit S. Suri）

主　审　戴尅戎

主　译　何明丰　杨匡洋

科学技术文献出版社
SCIENTIFIC AND TECHNICAL DOCUMENTATION PRESS
·北京·

图书在版编目（CIP）数据

临床外科3D打印应用. 第2卷 /（希）瓦西里奥斯·N. 帕帕佐普洛斯（Vasileios N. Papadopoulos），（希）瓦西利奥斯·齐奥卡斯（Vassilios Tsioukas），（美）贾斯基特·S. 苏里（Jasjit S. Suri）主编；何明丰，杨匡洋主译. —北京：科学技术文献出版社，2024.6

书名原文：3D Printing:Applications in Medicine and Surgery Volume 2

ISBN 978-7-5235-1387-3

Ⅰ.①临… Ⅱ.①瓦… ②瓦… ③贾… ④何… ⑤杨… Ⅲ.①快速成型技术—应用—外科学 Ⅳ.① R6-39

中国国家版本馆 CIP 数据核字（2024）第 105345 号

著作权合同登记号 图字：01-2024-1929

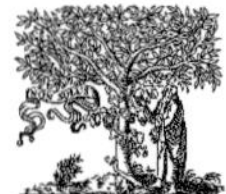

Elsevier (Singapore) Pte Ltd.
3 Killiney Road,
#08-01 Winsland House I,
Singapore 239519
Tel: (65) 6349-0200; Fax: (65) 6733-1817

临床外科3D打印应用（第2卷）

策划编辑：张　蓉　　责任编辑：崔凌蕊　郑　鹏　　责任校对：王瑞瑞　　责任出版：张志平

出 版 者　科学技术文献出版社
地　　址　北京市复兴路15号　邮编 100038
编 务 部　（010）58882938，58882087（传真）
发 行 部　（010）58882868，58882870（传真）
邮 购 部　（010）58882873
官方网址　www.stdp.com.cn
发 行 者　科学技术文献出版社发行　全国各地新华书店经销
印 刷 者　北京地大彩印有限公司
版　　次　2024 年 6 月第 1 版　2024 年 6 月第 1 次印刷
开　　本　889 × 1194　1/16
字　　数　209千
印　　张　8
书　　号　ISBN 978-7-5235-1387-3
定　　价　198.00元

主审简介

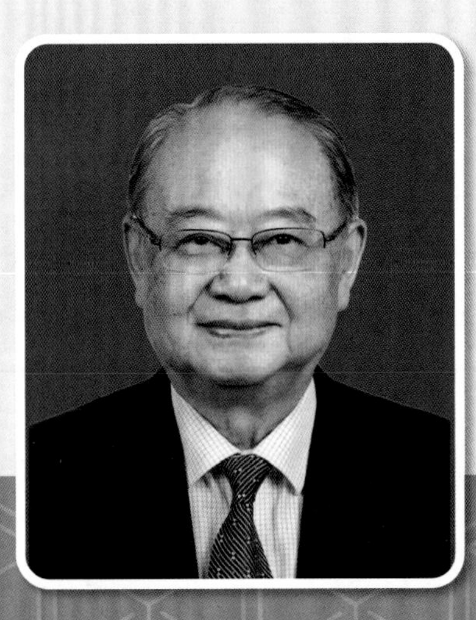

戴尅戎

中国工程院院士，法国国家医学科学院外籍通信院士，中国医学科学院学部委员，上海交通大学医学院附属第九人民医院终身教授，上海交通大学医学3D 打印创新研究中心主任，上海交通大学转化医学研究院干细胞与再生医学转化基地主任，上海交通大学医学院骨与关节研究所主任。

【学术任职】

上海市创伤骨科与骨关节疾病临床医学中心首席科学家、数字医学临床转化教育部工程研究中心首席科学家；中国医疗器械行业协会3D打印医疗器械专业委员会共同主席；曾先后担任华裔骨科学会会长、亚太人工关节学会会长、世界多学科生物材料学会副会长、世界内固定基金会理事等。先后当选美国骨科学会通讯会员，国际髋关节学会正式会员。

【学术成果】

通过医学与工程学、生物学、材料学的交叉合作，研发新型骨科植入物和新技术，并积极推动3D打印的医学应用、人工关节与骨再生等基础研究与临床技术、骨科康复的发展；先后获国家发明二等奖，国家科技进步奖二、三等奖和部、市级一、二、三等奖等50项；曾荣获首届上海市发明家、上海市医学荣誉奖、何梁何利基金科学与技术奖、上海市科技功臣、吴阶平医学奖、上海医学发展终身成就奖、法国地中海大学荣誉博士、澳大利亚西澳大学Raine访问教授、上海市首届“医德之光”等荣誉称号与奖励。

主译简介

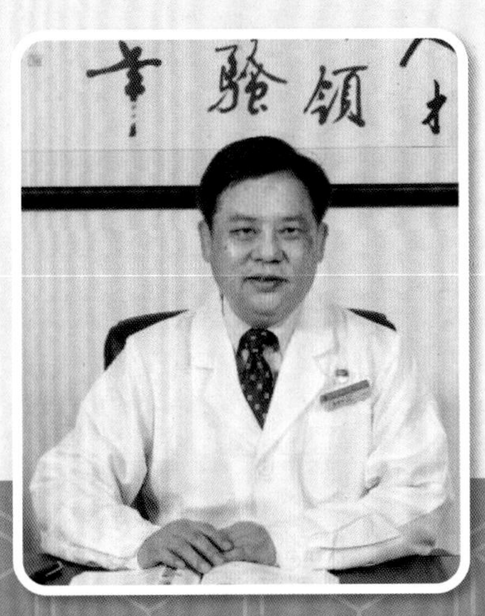

何明丰

佛山市中医院院长，主任医师（正高二级岗），教授，博士研究生导师。

【学术任职】

中国民族医药学会精准医学分会会长，中国医院协会中医医院分会常务委员，世界中医药学会联合会医疗机构管理专业委员会常务理事、急症专业委员会第一届理事会常务理事，中国中西医结合学会急救医学专业委员会委员，中国医师协会中西医结合医师分会急救专家委员会副主任委员，广东省医学会理事，广东省医师协会常务理事，广东省中西医结合学会急救医学专业委员会副主任委员、灾害医学专业委员会副主任委员，佛山市医学会副会长，佛山市中西医结合学会急救医学专业委员会主任委员。

【专业特长】

从事急救工作30余年，擅长中西医结合急危重症急救、复苏学、心脑血管疾病等临床诊断与治疗。

【学术成果】

主持和参与省、市级科研课题20余项；发表学术论文40余篇，参编《心肺脑复苏基础与临床》《图说创伤性骨折的体位及康复护理》《中医优势病种精准诊疗学》等著作；获省、市级科技进步奖共9项；先后获“广东省抗击新冠肺炎疫情先进个人”“广东医院优秀院长”“佛山市最美科技工作者”等荣誉。

主译简介

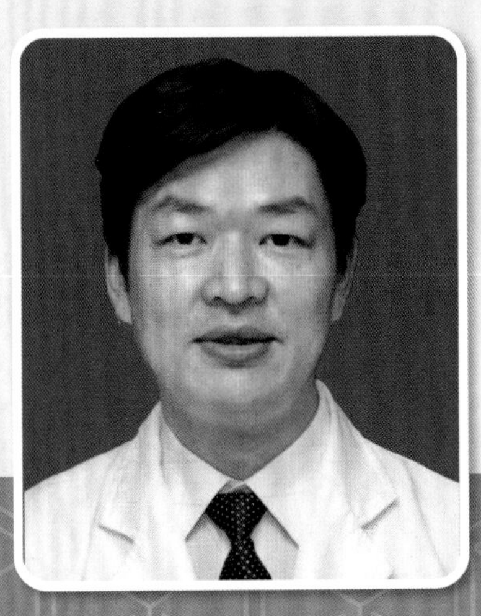

杨匡洋

佛山市中医院副院长，佛山市中医院骨伤科研究所所长，骨伤科主任医师，教授，硕士研究生导师。

【学术任职】

中华中医药学会医院管理分会委员，中国医院协会中医医院分会委员，广东省中医药学会常务理事。

【专业特长】

从事医疗工作20余年，在膝关节半月板损伤、前后交叉韧带损伤、多发韧带损伤、关节软骨损伤等方面有丰富的经验，熟练掌握膝、踝、肩、肘、腕等关节镜手术，膝髋关节置换和翻修等手术。

【学术成果】

主持和参与省市多项课题研究，在国内外专业期刊发表学术论文10余篇；获"广东医院信息管理优秀院长"等荣誉。

Contributors

Maria V. Alexiou, BSc, MSc
Molecular Biologist and Geneticist, Surgical Department, School of Medicine, Faculty of Health Sciences, Aristotle University of Thessaloniki, Thessaloniki, Greece

Panagiotis E. Antoniou
Senior Postdoctoral Researcher on Medical Physics, Biomedical Engineering and Digital Healthcare Innovations, Lab of Medical Physics and Digital Innovation, Department of Medicine, School of Health Sciences, Aristotle University of Thessaloniki, Thessaloniki, Greece

Alkinoos Athanasiou
Department of Neurosurgery, AHEPA University General Hospital, Aristotle University of Thessaloniki (AUTH), Thessaloniki, Greece; Lab of Medical Physics, School of Medicine, Aristotle University of Thessaloniki, Thessaloniki, Greece

Bakopoulou Athina
Department of Prosthodontics, School of Dentistry, Faculty of Health Sciences, Aristotle University of Thessaloniki (A.U.Th), GR, Thessaloniki, Greece

Panagiotis D. Bamidis
Professor of Medical Physics, Medical Informatics and Medical Education, Lab of Medical Physics and Digital Innovation, Department of Medicine, School of Health Sciences, Aristotle University of Thessaloniki, Thessaloniki, Greece

Petros Bangeas, MSc
Department of Surgery, Aristotle University of Thessaloniki, Thessaloniki, Greece; Doctor, Academic Researcher, 1st Surgery Department, Papageorgiou Hospital, Thessaloniki, Greece

Alexandros Brotis
Department of Neurosurgery, Larisa University General Hospital, University of Thessaly, Volos, Greece

Hadjichristou Christina
Department of Prosthodontics, School of Dentistry, Faculty of Health Sciences, Aristotle University of Thessaloniki (A.U.Th), GR, Thessaloniki, Greece

Angelos Daniilidis, MD, PhD, MSc, BSCCP, DFFP, MIGS
2nd Department of Obstetrics and Gynaecology, Hippokratio General Hospital, Aristotle University of Thessaloniki, Thessaloniki, Greece

Efterpi Demiri
Professor in Plastic Surgery of Aristotle University of Thessaloniki, Chief of the Department of Plastic Surgery, Papageorgiou Hospital, Thessaloniki, Greece

Dimitrios Dionyssiou, MD, PhD
Associate Professor in Plastic Surgery, Aristotle University of Thessaloniki, Thessaloniki, Greece

Konstantinos Fountas
Department of Neurosurgery, Larisa University General Hospital, University of Thessaly, Volos, Greece

Kleanthis E. Giannoulis, MD, FRCS, FEBS
Associate Professor of Surgery, Aristotle University of Thessaloniki, Thessaloniki, Greece

Grigoris F. Grimbizis, MD, PhD
1st Department of Obstetrics and Gynaecology, Aristotle University of Thessaloniki, Thessaloniki, Greece

Ion-Anastasios Karolos, PhD
Rural and Surveying Engineer, School of Rural and Surveying Engineering, Aristotle University of Thessaloniki, Thessaloniki, Greece

Ioannis Magras
Department of Neurosurgery, AHEPA University General Hospital, Aristotle University of Thessaloniki (AUTH), Thessaloniki, Greece

Bousnaki Maria
Department of Prosthodontics, School of Dentistry, Faculty of Health Sciences, Aristotle University of Thessaloniki (A.U.Th), GR, Thessaloniki, Greece

Torstein R. Meling
Service de Neurochirurgie, Hôpitaux Universitaires de Genève (HUG), Geneva, Switzerland; Faculty of Medicine, University of Geneva, Geneva, Switzerland

Alessandro Moiraghi
Service de Neurochirurgie, Hôpitaux Universitaires de Genève (HUG), Geneva, Switzerland

Koidis Petros
Department of Prosthodontics, School of Dentistry, Faculty of Health Sciences, Aristotle University of Thessaloniki (A.U.Th), GR, Thessaloniki, Greece

Christos Pikridas, PhD
Professor, Rural and Surveying Engineer, School of Rural and Surveying Engineering, Department of Geodesy and Surveying, Aristotle University of Thessaloniki, Thessaloniki, Greece

Constantine P. Spanos, MD, FACS, FASCRS, MBA
Doctor, Surgery, Aristotelian University, Thessaloniki, Greece

Marianna P. Spanos, BA
Center for Human Genetics, Cambridge, Massachusetts, United States

Georgia-Alexandra Spyropoulou, MD, PhD
Associate Professor in Plastic Surgery, Aristotle University of Thessaloniki, Thessaloniki, Greece

Theodoros D. Theodoridis, MD, PhD
1st Department of Obstetrics and Gynaecology, Aristotle University of Thessaloniki, Thessaloniki, Greece

Andreas I. Tooulias, MD, MSc
General Surgeon, HPB Fellow, Surgical Department, School of Medicine, Faculty of Health Sciences, Aristotle University of Thessaloniki, Thessaloniki, Greece

Antonios Tsimponis
Plastic Surgeon, Department of Plastic Surgery of the Aristotle University of Thessaloniki, Thessaloniki, Greece

Vassilios Tsioukas, PhD
Electrical Engineer, Professor, School of Rural and Surveying Engineering, Aristotle University of Thessaloniki, Thessaloniki, Greece

Georgios Tsoulfas, MD, PhD
Associate Professor of Transplantation Surgery, Chief of the Department of Transplantation Surgery, School of Medicine, Faculty of Health Sciences, Aristotle University of Thessaloniki, Thessaloniki, Greece

Lazaros Tzounis, PhD, Diploma Engineer
Department of Materials Science & Engineering, University of Ioannina, Ioannina, Greece; Mechanical Engineering Department, Hellenic Mediterranean University, Heraklion, Greece

Vasileios N. Papadopoulos

Jasjit S. Suri

译者名单

主　审　戴尅戎

主　译　何明丰　杨匡洋

副主译　朱永展　何利雷

秘　书　张念军

译　者（按姓氏笔画排序）

于德栋　上海交通大学医学院附属第九人民医院
马　原　锐腾运动康复中心
毛　能　中国人民解放军联勤保障部队第九二〇医院
朱永展　佛山市中医院
孙一睿　复旦大学附属华山医院
李　亮　广西壮族自治区南溪山医院
杨匡洋　佛山市中医院
何利雷　佛山市中医院
何明丰　佛山市中医院
张　桢　重庆市中医院
张念军　佛山市中医院
姜闻博　上海交通大学医院附属第九人民医院
耿　榕　佛山市妇幼保健院
贾若飞　佛山市中医院
郭丹青　佛山市中医院
盛文乾君　佛山市中医院
彭剑波　佛山市中医院
董双斌　中国人民解放军联勤保障部队第九二〇医院
韩　冬　上海交通大学医学院附属第九人民医院
游哲辉　佛山市中医院
廖信芳　佛山市中医院
谭洪波　中国人民解放军联勤保障部队第九二〇医院

序 言

当前，我们正加快迈向数字化、智能化的时代。3D 打印又称增材制造，是智能制造领域代表性技术之一。利用 3D 打印技术可以缩短产品研发周期、减少资源消耗、降低运营成本，使小批量定制达到与大批量生产相同的效率和成本。在医学领域，3D 打印技术在医学教育、术前规划、医患沟通、精准诊疗、术后康复等诸多方面也发挥出了无可替代的重要作用。利用 3D 打印技术制备的各种个体化模型、辅助器械、康复产品、植入体、组织工程产品等逐渐得到推广和应用，有助于实现特定专科的个体化、精准化治疗。作为一种医疗辅助技术，3D 打印技术日益成为引领未来医学发展的创新技术之一，受到广泛的关注。

本书内容丰富，涵盖了 3D 打印原理、生物 3D 打印技术及在骨科、肝胆外科、妇产科、神经外科、口腔科、整形外科、结直肠外科等领域中的应用，可以帮助读者更好地学习和掌握 3D 打印技术，了解其在医疗领域中的应用现状。本书的翻译团队是来自佛山市中医院、上海交通大学医学院附属第九人民医院、复旦大学附属华山医院、中国人民解放军联勤保障部队第九二〇医院等医院的专家，他们在各自的临床实践中将 3D 打印技术积极地应用于临床科研、教学和治疗，并取得了一定成果。此次将本书翻译整理在国内出版，相信可以帮助读者发掘更多运用 3D 打印技术解决医学难题的可能性。

2023 年 8 月 25 日

前　言

3D 打印技术作为一种创新性的制造方法，近年来在临床外科领域得到了广泛的应用。它通过将数字化设计转化为物理对象，为医疗专业人员提供了全新的工具和方法，用于改善患者的诊断方案、手术计划和治疗效果。

3D 打印技术的新应用为医学手术领域提供了创新性能力，从规划复杂手术到提供替代传统培训，带来了更具成本效益的结果。在本书中，Vasileios N.Papadopoulos 医师、Vassilios Tsioukas 医师和 Jasjit S. Suri 医师汇集了有关 3D 打印技术及其在肝胆胰外科、血管外科、骨外科、妇产科、心血管外科和胸外科等外科专业的最新信息。

为了让国内临床医师了解更多 3D 打印技术在临床外科领域的应用，更好地认识到 3D 打印技术在改善医疗实践中的潜力，为患者提供更安全、精确和个性化的治疗方案，我们组织了国内临床一线的外科专家来翻译本书，希望大家的辛勤付出能给读者带来一些 3D 打印技术在临床外科中的新理念和新知识。在此，感谢参与本书翻译工作的各位专家，特别感谢戴尅戎院士对本书翻译工作的指导和支持。本书译者均是国内临床一线的外科医师，翻译过程中可能存在瑕疵和错误，请读者朋友们批评指正。

佛山市中医院

2023 年 7 月 25 日于佛山

目 录

第一章
简 介

Ion-Anastasios Karolos, PhD[1], Vassilios Tsioukas, PhD[2], Christos Pikridas, PhD[3]

[1]Rural and Surveying Engineer, School of Rural and Surveying Engineering, Aristotle University of Thessaloniki, Thessaloniki, Greece

[2]Electrical Engineer, Professor, School of Rural and Surveying Engineering, Aristotle University of Thessaloniki, Thessaloniki, Greece

[3]Professor, Rural and Surveying Engineer, School of Rural and Surveying Engineering, Department of Geodesy and Surveying, Aristotle University of Thessaloniki, Thessaloniki, Greece

译者：张念军、何利雷

审校：何明丰

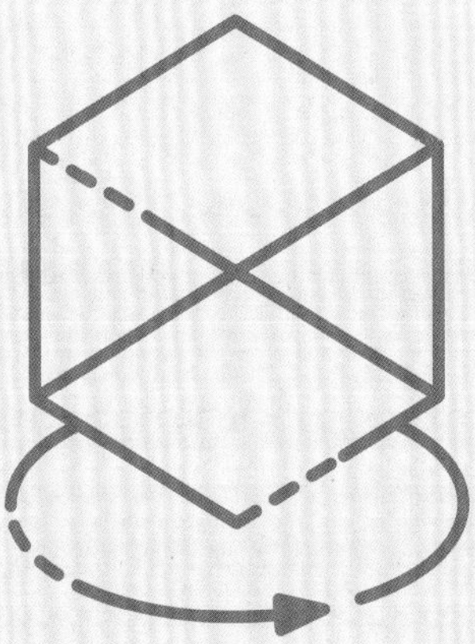

三大技术的进展驱动着医学影像行业进行巨大变革，包括人工智能（artificial intelligence，AI）技术、增强现实（augmented reality，AR）技术和增材制造（additive manufacturing，AM）技术，其中AI技术是通过软件寻求解决方案，AM技术则实现了对医学影像工作流程的重新定义。医学专家将专业知识应用到AI、AR和AM的开发过程中，工程师将输入的信息转化为医疗应用，也许在不久的将来，医师、多科工程师及数据专家会利用这些新兴技术，共同将个性化医疗提升到新水平，而新兴技术发展带来的多学科合作需求，也许会孕育出新的医学专业[1]。按照这些思路，未来的放射科医师应该通过学习训练了解医学成像，深度学习注释算法的基本结构并加以改进，从而避免医疗报告上的错误。同时，放射科医师应该能够实现灰度CT或MRI的分割过程，将其转化为适合AR耳机和3D打印机的多色3D模型。另外，外科医师应该能够使用这些AR或3D打印模型进行术前规划和临床辅助导航手术，以便更好地实时了解患者器官（如血管或肿瘤）的内部解剖结构，而无须参考先前获得的二维放射数据。优化这三种不同技术之间的相互作用，将是医疗技术顺利过渡到第四次工业革命的关键。当然转变过程中涉及人类生命的决策时，每一位科学家的主要任务是充分保证上述技术的有效性。

在这一点上，分别分析与医疗应用有关的AI、AR和AM技术的现状和挑战，并进一步研究它们之间的相互作用，以期优化医疗健康系统的未来，这将是非常重要的。本章旨在简要介绍这些技术，在下一章中提供更详细的方法。

人工智能之于医学影像

如今，放射成像数据与医院中训练有素的阅片人数量不成比例的增加，导致放射科医师的工作量急剧增加。研究报告指出，放射科医师在8 h的工作日中，平均每4 s就必须处理一张图像。由于放射学报告依赖于视觉感知，在如此繁重工作量的情况下，放射科医师的判断错误是不可避免的[2]。

医学成像中的深度学习作为一种解决方案，相关研究正在展开，并产生了新的非确定性算法，不需要人工详述定义的特征。深度学习的基本方法已经存在了几十年，然而，仅在最近几年才有足够的数据和适当的计算能力可用。在过去的几年里，大部分研究都是孤立进行的，初级医学成像数据集非常有限。AI模型通常过于简单，而且这些模型仅在小范围的实例中满足准确性要求。如今，大数据的出现，这种情况发生了变化，随着摩尔定律的打破和计算能力的不断提高，能够拯救人类并使医学专家更加高效和有效的人工智能模型正日益成为常态。未来5年，我们将看到“智慧的AI医院”的兴起，它通过包含数千个AI模型的工作流程而增长[3]。像这样的智能工作流程可以基于以下十个不同的步骤来描述，始终使用特定的数据传输限制（高质量数据加密和解密），因为尊重患者数据隐私至关重要：患者前往医院放射科进行医学测试，放射科医师将成像模态协议（如CT、MRI、X线或超声）应用于患者，医学数字成像和通信（digital imaging and communications in medicine，DICOM）图像系列自动上传到医院的中央影像存储与传输系统（picture archiving and communication system，PACS）服务器，中央PACS服务器与AI注释服务器通信，其中包括AI预训练模型和专用硬件加速图形处理单元（graphics processing units，GPU）模式，AI注释服务器由各种工具组成，用于在患者的内脏器官（如肝脏、胰腺或脾脏）周围绘制闭合边界，将其与DICOM系列文件的每个二维切片上的剩余部分图像区分开，随后，相同的软件工具标注患者器官（如血管）或异常（如肿瘤）的内部解剖结构的边界，AI服务器内的深度学习分割算法接收器官、血管和可能异常的极值点，并将其转换为3D标准模板库（standard template library，STL）模型文件，解剖二维极限边界、3D模型和患者的详细医疗报告及可能异常的大小和准确位置返回PACS服务器，放射科医师使用PACS查看器上的手动注释工具评估器官和异常的最终导出边界，以防出现错误或部分注释（如纠正肝实质和肿瘤的极值点），因为深度学习模型，就其本质而言，对用于训练它们的数据很敏感，注释精度可能低于最初使用训练数据获得的精度。放射科医师的手动校正转换回深度学习算法，用于以后的再训练和获得更好的诊断结果。

值得一提的是，这种工作流程的高效性体现在检测新型冠状病毒方面。NVIDIA等GPU硬件公司已经发布了用于CT DICOM系列肺部区域体积3D标注的预训练模型，以更快、更可靠的方式检测SARS-CoV-2病毒的感染。

增强现实之于手术指导

AR 描述了虚拟和现实元素共存的环境。为了与物理世界中的这些虚拟元素进行交互，用户必须佩戴适当的混合现实头戴式显示器。混合现实头盔，如著名的微软 HoloLens，在医疗保健领域，尤其是在手术导航方面，越来越受欢迎。在不久的将来，混合现实头盔可能会取代每个外科专业的经典医疗监视器，解决当今许多外科医师面临的许多困扰，如在微创手术中，在腹腔镜检查时，由于监视器的位置，外科医师经常在视线和手的位置错位的情况下进行手术。最近的研究表明，在漫长的手术过程中，视觉运动轴的中断会导致各种问题，包括低质量的人体工程学和整体手术性能、空间定向障碍，并最终增加严重医源性损伤的风险。AR 头戴式设备可以在未来解决上述问题，并可以转换为具有沉浸式透视、CT 和内镜视图的虚拟手术辅助设备，为外科医师提供大量的空间感知。

AR 头戴式设备也可以在普通外科领域有所帮助，即使在今天，它也遵循更传统的手术模式[4]。如肝脏肿瘤的手术治疗。传统上，外科医师使用多普勒超声来确认肝实质内血管和肿瘤的位置，否则在切除过程中肉眼或触诊无法检测到。但是，这种技术并非 100% 可靠。在某些手术中，外科医师发现多普勒超声的结果太不准确，宁愿放弃它，通过测量患者 CT 扫描二维切片上的距离来调查其位置。在未来更先进的方法中，外科医师可以使用如上所述的类似 AI 程序，根据患者的 CT 扫描，建立一个解剖学、多色 3D 重建肝脏模型，并描绘肝脏和门静脉。然后，该肝脏模型就可以上传到外科医师的 AR 头戴式设备，并在手术过程中以极高的空间精度部署肝脏内部结构的虚拟演示[5]。通过这种方式，外科医师结合适当的触觉系统及其工具，可以实时预判肿瘤的位置和血管的拓扑结构，并以极高的精度完成肿瘤的切除或消融，从而降低大出血的风险并最大限度地减少健康肝实质的损失。

增材制造之于手术前计划

AM 也被称为 3D 打印，如今在医疗成像和术前规划领域具有巨大的潜力。随着各种低成本（高达 6000 欧元）熔融沉积建模（fused deposition modeling，FDM）技术打印机的出现，这种打印机以细丝形式提取热塑性材料，在原始规模上对人体内部器官进行 3D 打印变得比以往任何时候都更容易且更经济实惠。此外，用于构建复杂解剖模型的支撑结构的聚乙烯醇（polyvinyl alcohol，PVA）型水溶性热塑性材料的释放是决定性的。3D 打印的最大特点是 FDM 技术生产多色模型的可靠性，但这正是目前医学 3D 打印技术所缺乏的。不同厂商的多种型号 3D 打印机试图为 AM 工艺带来多种颜色，如带有 MMU2S 和 XYZ da Vinci Color 的 Prusa MK3S。例如，da Vinci Color 装置包括一个白色聚乳酸热塑性塑料挤出头和一个采用经典注射技术的墨盒，它可以为 3D 打印模型的任何外层着色。另外，Prusa 公司的 MMU2S 套件拥有一个智能系统，可以交替使用多达 5 种不同色度的热塑性材料长丝。以上两种 3D 打印机多色模型套件各有优缺点。XYZ 有能力创建数百万种不同的颜色，但由于缺乏 PVA 支撑结构，Prusa 只能产生多达 4 种与 PVA 兼容的不同颜色（图 1.1）。

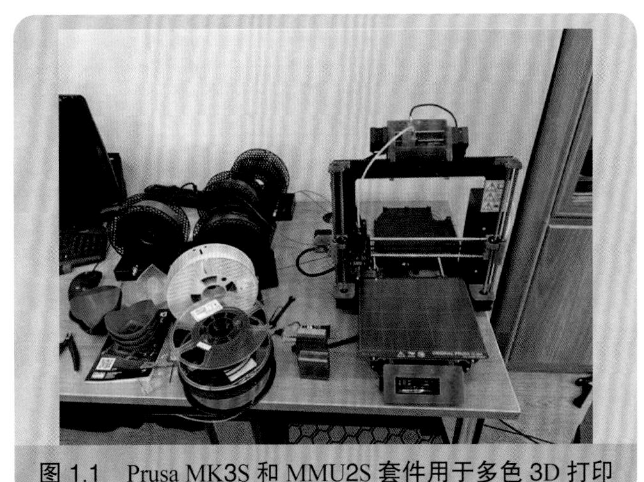

图 1.1 Prusa MK3S 和 MMU2S 套件用于多色 3D 打印

然而，它们都有一个缺点，那就是在颜色的变换和混合过程中缺乏可靠性。这种情况可能需要导致长达 7 天的打印中断或打印失败，且需要多次人工调试。当然，上述问题已经通过 PolyJet 3D 打印技术解决，该技术可以在同一打印过程中组合具有不同机械特性和颜色深浅的聚合物，甚至是全透明的聚合物。然而，PolyJet 3D 打印机的成本可高达 40 万欧元。

随着未来 3D 打印的进一步“平民化”，任何外科医师都将能够以低成本和低工作量的方式打印出令人惊叹的解剖模型，适合及时的术前规划。毕竟，这就是当今的技术趋势，最近如多材料多喷嘴 3D（multimaterial multinozzle 3D，MM3D）打印技术非常令人鼓舞。MM3D 是由 Wyss 研究所和哈佛大学约翰·A·保尔森工程与应用科学学院（John A.Paulson School of Engineering and Applied Sciences）的研究人员创建的一项新技术，允许每秒在 8 种不同的油墨之间切换 50 次，有助创建复杂、高质量的 3D 对象，而所需要时间只是目前其他 FDM 方法的一小部分。油墨可以具有不同的颜色，甚至可以完全透明[6]。

总的来说，尽管未来看起来光明而充满希望，但关键仍然是工程师和医师之间的合作，这样医学和技术的结合才能充分发挥其潜力。本书接下来将为我们提供这些合作的例子及其可以完成的令人惊叹的事情。

该项目由欧盟和希腊国家基金共同资助，属于“Operational Program Competitiveness, Entrepreneurship and Innovation”计划，响应“研究－创造－创新”的号召（项目代码：T1EDK-03599）。

参考文献

第二章

3D 打印和纳米技术

Lazaros Tzounis, PhD, Diploma Engineer[1,2] , Petros Bangeas, MSc[3]

[1]Department of Materials Science & Engineering, University of Ioannina, Ioannina, Greece

[2]Mechanical Engineering Department, Hellenic Mediterranean University, Heraklion, Greece

[3]Department of Surgery, Aristotle University of Thessaloniki, Thessaloniki, Greece

译者：李亮

审校：杨匡洋、张念军

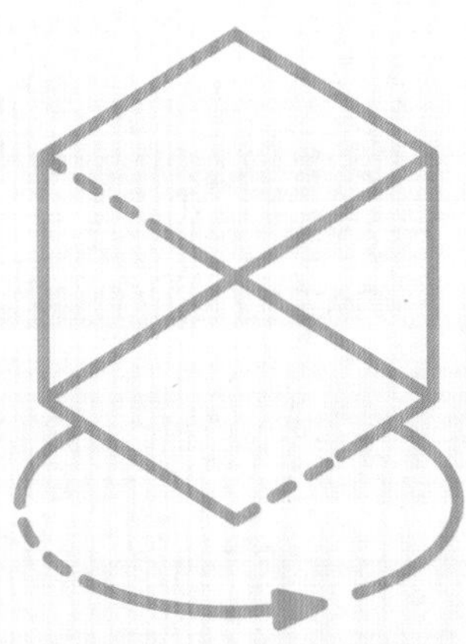

增材制造技术和快速成型的介绍

在过去的20年里，快速成型技术得到了快速的发展，其中二维和3D打印技术是最前沿和最有前景的技术[1, 2]。二维和3D打印是基于连续添加（纳米）材料层的增材制造工艺，这种工艺提供二维打印的部件（薄或厚膜/层作为独立的薄膜或涂层），或者提供具有可变机械和物理性能的不同（纳米）材料制成的块状3D打印的部件[3-4]。因此，2022年3D打印（产品和服务）的全球销售额较2017年增长了21%，达到70亿美元。与此同时，汽车行业的AM市场总额预计将从2018年的15亿欧元增长到2023年的53亿欧元和2028年的126亿欧元。

◆ 卷对卷或片对片 AM

二维AM加工是一个连续的工艺，另外被定义为卷对卷（R2R）或片对片（S2S）。这两种方法都允许将材料作为油墨/浆料、熔体等连续沉积在刚性或柔性基材（玻璃、塑料、金属箔、纺织品等）上。在一个R2R工艺中，材料在两个移动的辊子之间沉积，这两个移动的辊子被称为开卷器和收卷器。R2R是基于基板制造工艺中的重要组成部分。在此工艺中，增材和减材工艺（如激光划线）可用于以连续的方式构建组件。R2R是一个结合了许多技术的工艺，以高效且具有成本收益的方式生产成品材料卷，并具有大批量生产的优势。高产出和低成本是R2R制造与传统制造的不同之处，传统制造产出慢、成本高、步骤烦琐。当前，R2R工艺被应用于许多制造领域，如纺织品的涂层（如采用涂层技术，又称染色工艺）[5]、高级碳纤维增强聚合物结构复合材料的预浸料（环氧树脂在织物上的浴槽或槽模沉积）[6]，以及包装［即智能包装（如槽模、凹版印刷、浴式涂层、丝网印刷、油墨柔版印刷、变色剂）[7]］、柔性和大面积印刷电子产品（如槽模、凹版印刷、浴式涂层、丝网印刷、柔版印刷、电子油墨和浆料的喷墨印刷）[8-10]、薄膜电池[11]和（生物）电极（如槽模、丝网印刷）[12]、可穿戴设备的纺织品（如喷墨印刷、丝网印刷和柔版印刷）[13]、膜（如槽模）[14]等。全球R2R技术市场预计将在2023年达到356.9亿美元，从2015年到2023年以13.5%的速度增长。

图2.1A演示R2R增材制造过程，以及由FOM公司（FOM高科技公司，丹麦）生产的一条具有代表性的R2R印刷/涂装线（图2.1B）；而在图2.1C中，描述了一个S2S印刷涂层AM工艺的示意图；在图2.1D中，描述了一个由Coatema印刷技术公司（Coatema涂层机械有限公司，德国）生产的S2S印刷槽模和刀片涂层机。

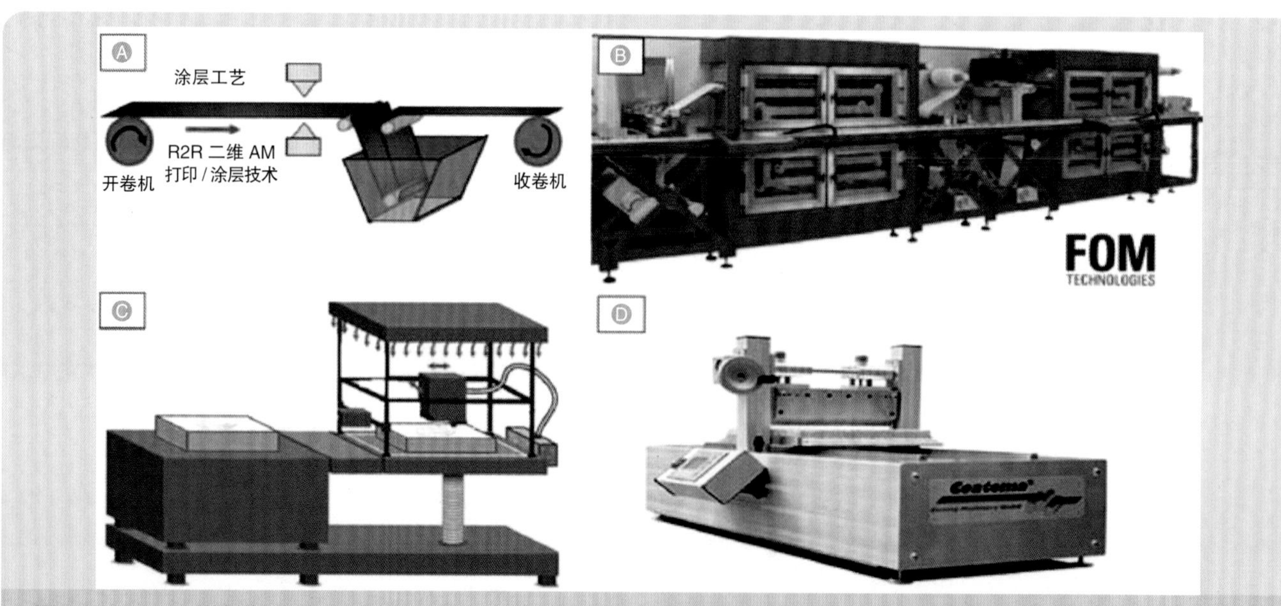

图2.1　A.R2R增材制造工艺；B.具有代表性的R2R印刷/涂层AM生产线；C.S2S印刷涂层增材制造工艺；D.一台S2S印刷槽模和刀片涂层机

◆ 3D AM

3D 打印是一种基于连续添加材料层的增材制造过程，从而使得由不同材料制成的具有可变机械和物理特性的三维部件和组件能打印出来[15]。第一个 3D 打印是由 Hideo Kodama 在 1982 年报道的[16]。从那时起，3D 打印机变得更加容易操控，现在也能够使用多种材料进行打印，包括金属、木制品和热塑性塑料，如聚乳酸（polylactic acid，PLA）和其他材料。此外，还有各种 3D 打印固体材料的技术（图 2.2）。

图 2.3A 展示了 3D 打印增材制造过程的流程图，包括生成计算机辅助设计（computer-aided design，CAD）模型（在 CAD 特定的软件中，如 SolidWorks、AutoCAD、3D Builder），并将其导出为 STL 文件，能够与大多数 3D 打印机软件进行通信，以进一步进行打印（打印过程必须通过打印软件模拟，选取工艺参数等）。图 2.3（B）描述了一个手术牵引器的计算机辅助设计模型，以及用于打印物体的热塑性材料的 3D 熔融沉积建模打印机（MakerBot 公司，美国）。

纳米技术及纳米技术应用简介

◆ 纳米颗粒

纳米颗粒（nanoparticle，NP）是至少在一个维度上小于 100 nm 的颗粒，周围覆盖封盖剂，或称为稳定剂、表面配体或钝化剂[17]。封盖剂是纳米级物质的一个组成部分，从根本上影响 NP 的所有属性，而它可以是各种化合物，即离子、无机分子和有机分子，赋予 NP 适当的表面化学性质，使其具有胶体稳定性和适当的表面功能，以便与其他物质互动。在纳米技术中，纳米颗粒被定义为在运输和属性方面表现为一个整体单元的小物体，而 NP 元素的类型作为尺寸和形态特征的函数，可以赋予各种不同的性能（催化、传感、导电和导热、杀菌等）。

图 2.4 显示了典型的、不同形状的、不同 NP 类型的扫描电子显微镜（scanning electron microscope，SEM）和透射电子显微镜（transmission electron microscope，TEM）图像，即具有不同尺寸和长宽比（长度/直径）的一维、二维和 3D NP 几何形状。图 2.4 概述了 NP，即多壁碳纳米管（multi-walled carbon nanotube，MWCNT）[18, 19] 和石墨烯单层（来自作者的 TEM 图像库和材料显微镜研究库）、二氧化硅（SiO_2）[20]、Fe_3O_4 超顺磁性 NP 和 Fe_3O_4@SiO_2@Ag 核－壳－卫星 NP[21]、Au@Ag 核－壳 NP[22]，以及装载药物物质的聚合物球形 NP（用于药物输送的载体）沉积在电纺非织造布可降解聚合物纤维上（用作控制药物释放的支架）[23]。

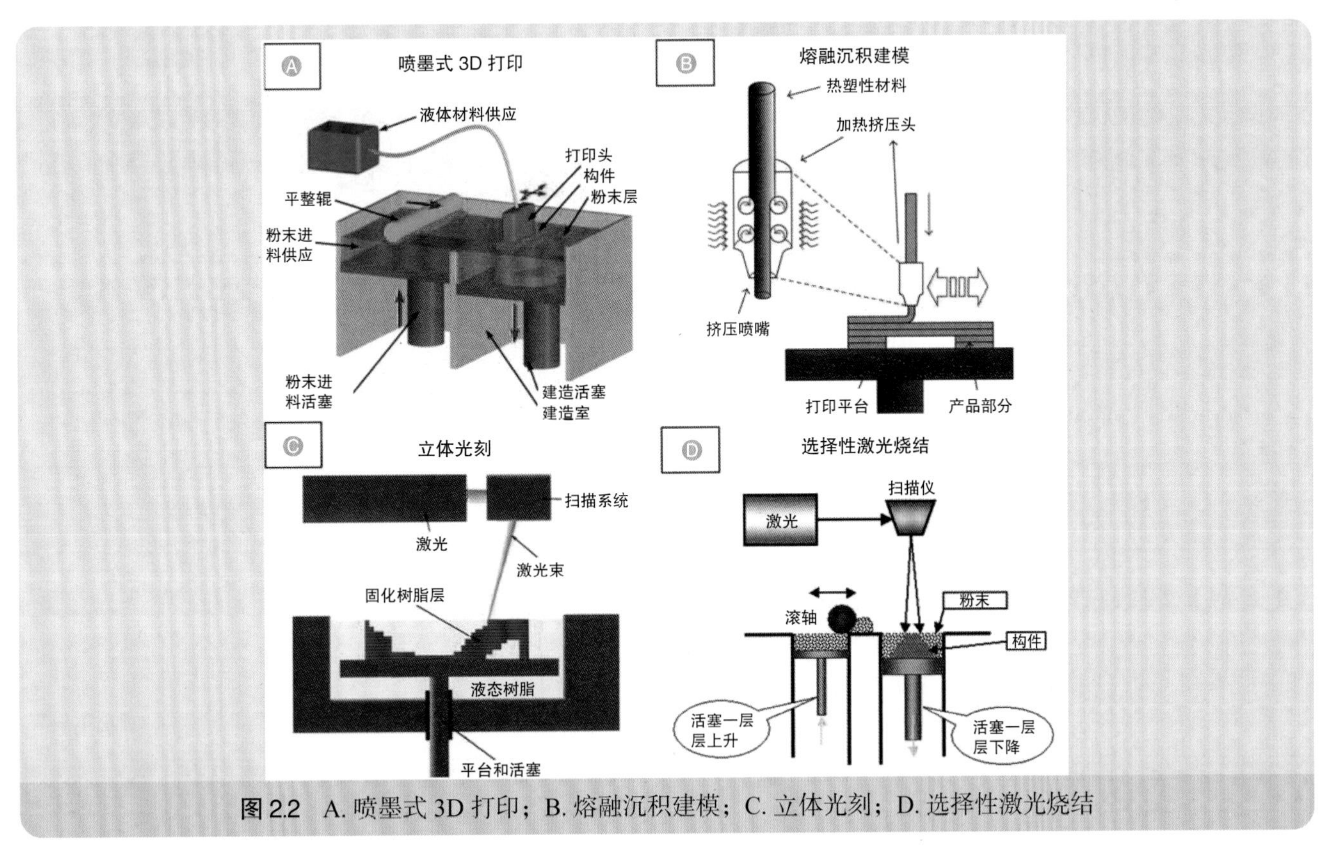

图 2.2 A. 喷墨式 3D 打印；B. 熔融沉积建模；C. 立体光刻；D. 选择性激光烧结

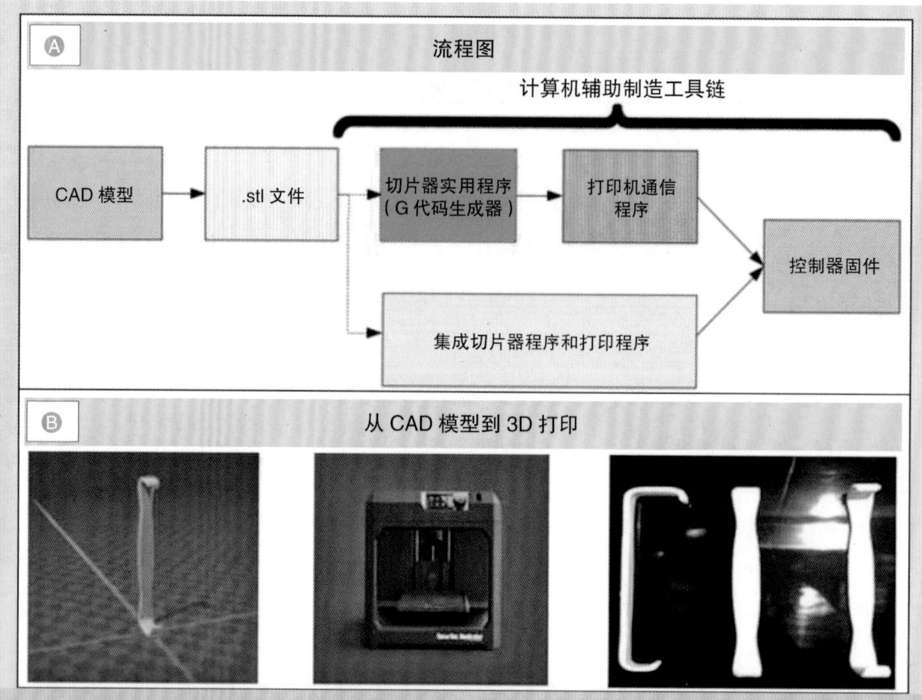

图 2.3　A.3D 打印增材制造过程的流程图，包括生成计算机辅助设计模型，并将其导出为 STL 文件，该文件能够与大多数 3D 打印机软件进行交流，以进一步推进打印过程；B. 手术牵引器的 CAD 模型及用于打印图片右侧所示物体的 3D 熔融沉积建模打印机

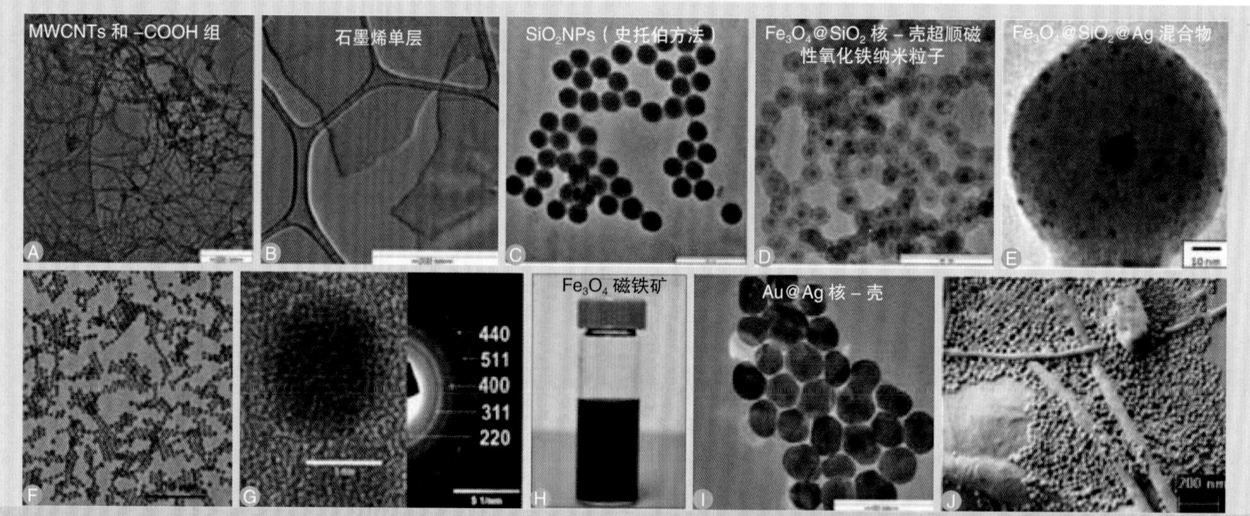

图 2.4　纳米颗粒结构的代表性扫描和透射电子显微镜图像。A. 多壁碳纳米管；B. 石墨烯单层；C.SiO_2；D、E.Fe_3O_4 超顺磁性 NP；F. 低倍率图像；G. 高倍率图像连同选定区域的衍射图案；H. 水中分散的纳米颗粒，Fe_3O_4@SiO_2@Ag 核 - 壳 - 卫星 NP；I.Au@Ag 核 - 壳 NP；J. 装载药物物质的聚合球形 NP 沉积在电纺非织造布可降解聚合物纤维（作为支架）上

◆ 纳米技术

纳米技术是指在纳米尺度上实现的技术，在现实世界中应用广泛[24]。纳米材料独特的物理和化学特性让整个科学界受益匪浅，如电子和生物医学设备。因此，纳米技术代表的“大趋势”，如今已成为一种“通用”技术。

纳米技术是在原子、分子和超分子尺度上操纵物质，而它的目标是精确操纵原子和分子以制造宏观产品（纳米功能），现在也被称为分子纳米技术[25]。最近，美国国家纳米技术计划对纳米技术进行了更广义的描述，将纳米技术定义为对尺寸为 1 ~ 100 nm 的物质的操纵。这一定义反映了量子力学效应在这一量子领域的重要性。因此，该定义从一个特定的技术目标转变为一个研究类别，包括所有类型的研究和技术，处理发生在特定大小阈值以下的物质的特殊属性。纳米技术可以创造出许多新的具有广泛用途的材料和设备，如纳米医学[26]、纳米电子学[27]、能源生产[28-30]和消费产品[31]。然而，纳米技术也产生了许多与其他创新技术相同的问题，包括对纳米材料的毒性和环境影响及其对全球经济潜在影响的担忧，以及对各种世界末日情景的猜测。这些担忧引发了媒体和政府就关于是否有必要对纳米技术进行特别监管的辩论。我们需要继续进行基础研究和技术开发，以及进行纳米技术、劳动力开发、教育和课程等潜在安全问题的研究。

纳米技术更具体的定义是通过控制纳米尺度的形状和尺寸来设计、表征、生产和应用结构、装置和系统[32]。现在人们普遍认为，一个部件或材料要被认为是纳米级别的，至少有一个关键尺寸或制造公差必须低于 100 nm，低至原子大小（约 0.2 nm）[33]。

图 2.5 展示了从宏观到纳米范围内的物质。

图 2.6 展示了一些形成有序主干的纳米结构。也就是说，SEM 图像描述了可以自行组装成六边形包装结构的 SiO_2 球形 NP（左侧）[20]，以及具有球形形态的嵌段共聚物（block copolymer，BCP）的 TEM 图像，其中球体排列成六边形包装结构（中间图像）[34]。最后是具有片状形态的 BCP，片层已经使用剪切力场与潜在的纳米电子学、具有各向异性磁性和电学性质的薄膜纳米模板等进行定向 / 排列[35-36]。

也就是说，纳米产品的收入持续增长，2012 年仅在美国就超过了 2000 亿美元，在全球范围内超过了 7000 亿美元[37]。同时，由于各种潜在的应用（包括工业、国防），各地区政府已在纳米技术研究方面投资了数十亿美元，而仅在 2012 年，美国就投资了 37 亿美元，欧洲 21 亿美元，日本 7.5 亿美元。

3D 打印和纳米技术

在过去的 10 年里，增材制造技术已经变得非常流行，并且深受多领域研究者的关注，因为它能够用各种材料制造出功能性的部件[38]。3D 打印是一项重要的技术成就，可以应用于医疗领域的各个方面。同时克服现有的局限性并对最先进的技术做出重大改进[39]。通过嵌入纳米材料的多功能性可以进一步扩展纳米复合材料的功能，如热导率和电导率的梯度、可调整波长的光子发射、增加强度和减轻重量。

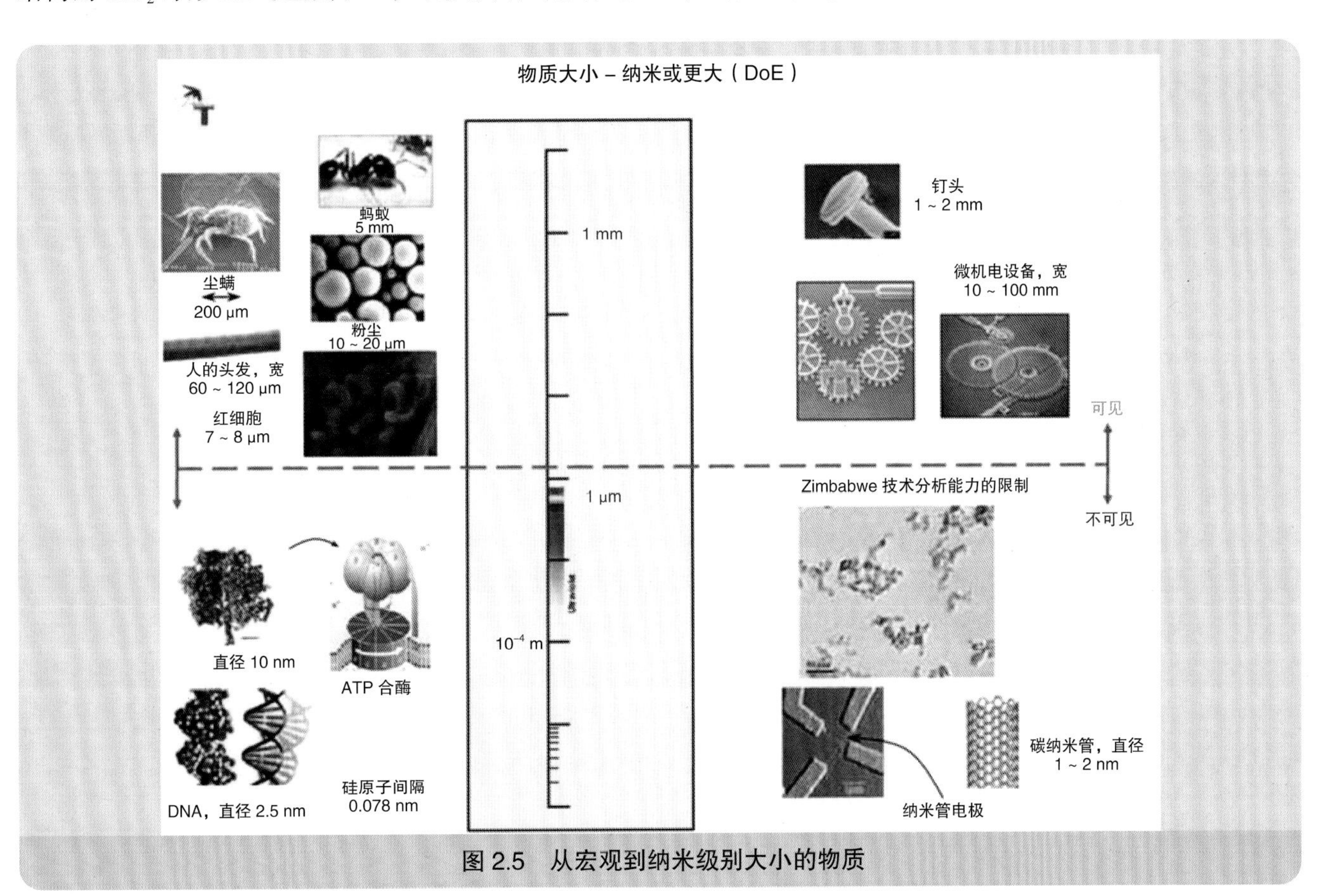

图 2.5　从宏观到纳米级别大小的物质

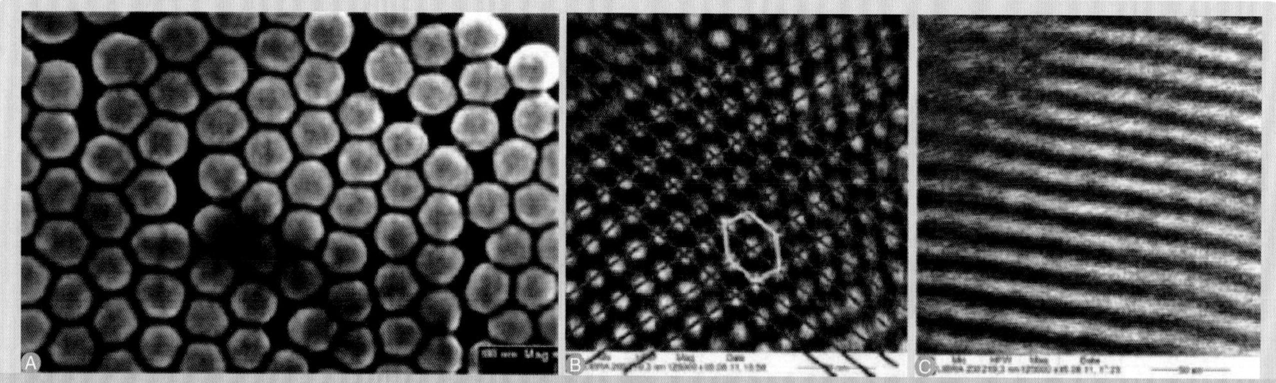

图 2.6　A.SiO_2 球形纳米颗粒可以自行组装成六边形包装结构（扫描电子显微镜图像）；B. 具有球状形态的嵌段聚合体，其中球体排列成六边形包装结构（TEM 图像）；C. 具有片状形态的嵌段聚合体，片状物已经在剪切力场的作用下被定向 / 对齐（TEM 图像）

在增材制造技术中，熔融沉积建模技术使用原料热塑性塑料，然后将其挤压到构建平台上[40]。为了改善聚合物基体的性能，颗粒增强剂因其成本低、易于分散到聚合物基体中而被广泛应用[41-43]。根据颗粒增强剂的类型，它们有可能增强最终复合材料的不同属性并添加新的功能。例如，在丙烯腈 - 丁二烯 - 苯乙烯中加入铁或铜颗粒，可以提高导热性和改善储存模量，同时降低热膨胀系数。铝或 Al_2O_3/ 尼龙 6 复合材料表现出降低摩擦系数。丙烯腈 - 丁二烯 - 苯乙烯中的 $BaTiO_3$ 或聚丙烯分散体中的 $CaTiO_3$ 可以提供增强的介电常数和可控的谐振频率。多壁碳纳米管及其表面功能化会影响熔融混合的聚碳酸酯纳米复合材料的热电性能[44]。除了传统的颗粒之外，纳米材料可以为聚合物基体提供特殊的机械、导电和热性能[45]。在利用 3D 打印技术生产复合材料部件的过程中，添加几种纳米材料也能够提高抗拉强度[46]。例如，与纯聚合物部件相比，含有 5wt% TiO_2、10wt% 碳纳米纤维或 10wt% 多壁碳纳米管的复合材料部件的抗拉强度分别提高了 13.2%、39% 和 7.5%[47]。

除了机械性能的提高，在聚合物基体中添加 NP 还有助于改善导电性能和热性能。Gnana-sekaran 等用熔融沉积建模技术对碳纳米管（carbon nanotube，CNT）和石墨烯基导电聚合物纳米复合材料应用 3D 打印[48]。他们将碳纳米管和石墨烯（graphene，G）分散在聚对苯二甲酸丁二酯（polybutylene terephthalate，PBT）中。结果显示，导电率从纯 PBT 的 1×10^{-13} S/m 增加到含有 CNT 的 3D 打印聚合物纳米复合材料的 110 S/m 和含有分散石墨烯的 1 S/m。此外，他们还通过进行热重分析来评估热稳定性。他们提出，随着降解起始温度和最大降解温度都转变到一个较高的值，添加导电填充材料增强了热稳定性。更具体地说，PBT、PBT/CNT 和 PBT/G 分别在温度为 303℃、339℃和 332℃时重量减少 5%。格伦研究中心采用熔融沉积建模工艺，用 Ultem 100 和切碎的碳纤维（carbon fiber，CF）制造了入口导板，工作温度达到 400℃。由 Impossible Objects 公司制造的 CF 增强聚醚醚酮复合材料的重量比铝少 50%，耐热性能约为 482℃，同时保持铝的 2/3 的强度[47]。这种复合材料已经被打印为航空机翼、旋翼支持臂和进气口（图 2.7）。

对于 3D 打印而言，生产工艺、材料和部件设计具体而紧密的联系是一个挑战。逐层构造的方法可以在一个生产程序中直接生产复杂的三维几何体，且不需要耗时在过程和工具规划上。部件的几何复杂程度越高，添加剂相对于传统制造的优势就越大。上述特性为结构优化开辟了新的可能性，特别是在轻量化结构方面（图 2.8）。几乎任何结构都可以根据荷载情况和应力分布对设计进行调整。在这种情况下，随着 AM 的可能性的增加，研究特别关注与三明治结构相结合的细胞轻型网格结构。这一概念是基于只在需要传递力的地方或从电磁角度插入材料的原则[49]。因此，具有高物质浓度的部分物体被复杂的结构所取代[50]。用传统的方法很难或不可能生产这样的结构，因此只有增材制造程序才能使这种概念的经济转换成为可能。

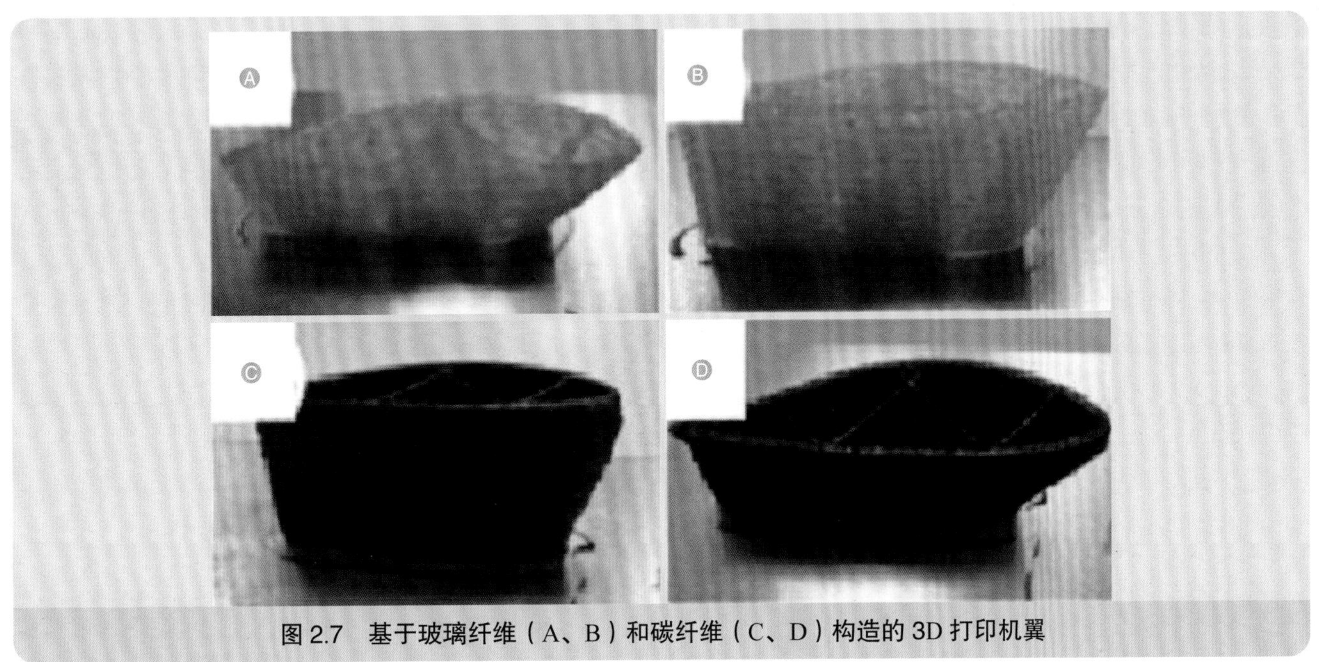

图 2.7　基于玻璃纤维（A、B）和碳纤维（C、D）构造的 3D 打印机翼

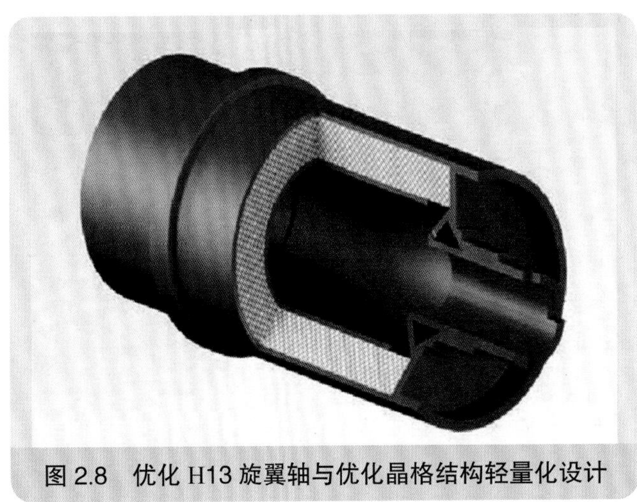

图 2.8　优化 H13 旋翼轴与优化晶格结构轻量化设计

J.F.Christ 等制造了熔融沉积建模 3D 打印的热塑性聚氨酯（thermoplastic polyurethane，TPU）/ 多壁碳纳米管的纳米复合材料，不同的多壁碳纳米管含量最高为 5wt%[51]。结果显示，随着多壁碳纳米管填充材料量的增加，材料的强度、初始弹性模量和导电性能都得到了增强。同时，不同的多壁碳纳米管填充材料可以提供不同程度的弹性和敏感性，为特定的应用提供可调节的特性。热塑性聚氨酯 / 多壁碳纳米管 3D 打印的纳米复合材料也可以作为应变传感器的优质压阻原料。其他潜在的应用是在可穿戴电子设备、软体机器人和专业美学领域（图 2.9）。Chizari 等开发了高导电性纳米复合材料（高达 5000 S/m），用于 3D 打印的二维和 3D 结构，可应用于液体传感和电磁干扰屏蔽 [52]。

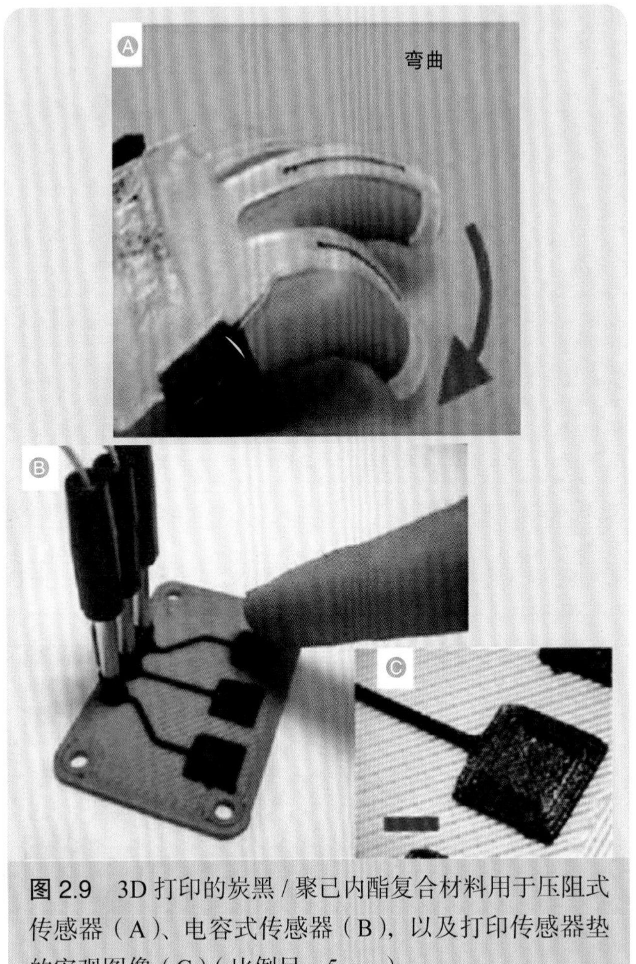

图 2.9　3D 打印的炭黑 / 聚己内酯复合材料用于压阻式传感器（A）、电容式传感器（B），以及打印传感器垫的宏观图像（C）（比例尺：5 mm）

◆ 面向生物医学应用的 3D 打印和纳米技术：当前的趋势和挑战

3D 打印熔融沉积建模方法可以直接打印纳米材

料改良的细丝，为大体积3D物体中的纳米复合功能带来了一种新的范例[53]。

3D打印技术的一项新进展是一种格式化手套，它具有嵌入式可编程加热器、温度传感器和通过控制电子设备进行热治疗的能力[54]。

Palmiga公司（一家瑞典公司）开发了具有柔软和弹性特征的导电3D打印表面肌电图（surface electromyography，sEMG）传感器/电极。与黄金标准的Ag/AgCl凝胶电极相比，在相同的传导面积下，肌电图信号的振幅没有明显差异。这些传感器能够区分肱二头肌的多个级别的肌肉活动。这使得3D打印的sEMG电极在创建个性化的传感结构方面具有很大的潜力。例如，在假肢和矫形器方面[55]（图2.10）。Palmiga公司还通过3D打印的导电热塑性聚氨酯构建了柔性力传感器。传感器的电容因施加正弦力而改变。实验中使用了一个仅由一个运算放大器和一个基于Arduino Nano的频率计数器组成的振荡读出电路。这表明有可能在3D打印的物体中实现低成本的电容式传感器，这对机器人定制和假肢的应用特别有意义[56]。

最近，AM在手术植入物、组织支架和器官方面得到了广泛的研究[57]。迄今为止，3D打印在医疗领域最重要的应用是医疗设备和仪器的设计与开发[58-59]。例如，外科医师正在使用患者的CT图像构建出3D打印件，以更好地进行术前规划，计划手术方法[60]、规划复杂的手术[61-63]和（或）手术演示教学[64]。患者个性化解剖结构的3D模型，如牙冠和生物支架已经被用于人体植入物[65-67]。然而，截至目前，通过3D打印生产手术器械和设备的文献还很少。

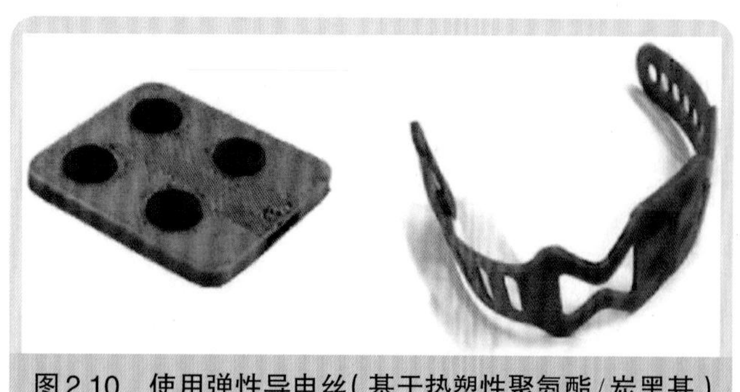

图2.10　使用弹性导电丝（基于热塑性聚氨酯/炭黑基）的3D打印肌电图电极的实物图

在外科领域，聚乳酸和聚乙二醇作为可生物降解的植入物和缝合材料已被深入研究。如Vicryl缝线（Ethicon，New Brunswick，NJ）[66]。聚乳酸是一种生物相容性佳且可生物降解的高分子材料，已被证明可安全用于外科植入，由于其成本低廉并具有生物安全性，因此可用于打印外科器械。手术设备也应具有可消毒的能力，这对其应用至关重要。聚乳酸在远高于120℃的温度下溢出，这使得它有可能暴露在蒸汽中并用于灭菌，甚至在170℃下进行干热灭菌。然而，研究发现，高压灭菌会损害聚乳酸的结构完整性[66-69]。在体外实验中，当模拟生理条件数天至数周时，聚乳酸聚合物的降解程度甚至达到了最低[70]。尽管较低温度的灭菌方法，如环氧乙烷“气体”灭菌并不影响聚乳酸的强度，但有害的环氧乙烷残留量是一个值得关切的问题。另外，戊二醛是一种在室温下有效的消毒剂，与其他化学消毒剂相比，戊二醛已被证明为能保持最大的聚乳酸强度[71]。至于手术器械，它必须是无菌的，并表现出对生物膜形成有潜在抵抗力。这是因为涉及有切口的开放手术可能导致手术后的伤口感染。手术伤口感染可能会有伤口脓液渗出，而且会伤口发红、疼痛，或皮温高。

3D打印医学生物体的一个重要问题是赋予最终成品抗菌特性。为此，高分子材料已经获得改良，我们在其主体结构中加入抗菌剂。例如，通过熔融混合物，或通过在其表面沉积AM薄膜而产生所需的性能。通过对各种抗菌剂进行广泛的研究，其中包括银、铜、金属盐、季铵化合物、聚六亚甲基双胍、三氯生、壳聚糖、N-卤胺等[75]，结果表明它们能够抑制病原微生物，如细菌、真菌和藻类的生长[72-74]。在上述抗菌剂中，银因其广泛的抗菌活性和对哺乳动物细胞的低毒性而被广泛使用[76]。银离子的释放被认为是其产生抗菌特性的主要原因。电离银的活性很高，因为它与组织蛋白结合，使得细菌细胞壁和核膜带来结构上的变化，导致细胞变形和死亡。由于银纳米颗粒体积小，已成为新一代的抗菌剂，具有独特的性能，可在医疗领域广泛应用[77-78]。在过去，人们已经提出并研究了不同方法，即在塑料中掺入银NP或沉积由银组成的薄膜。通过溶剂混合将银纳入聚合物基体的方法可以在其他地方找到[79]，而银在各种基底材料表面的沉积已经被报道应用于磁控溅射[80]、离子束辅助沉积过程[81]、使用胶体银的浸渍涂层[82]和声化学沉积方法[83-84]。在后者的湿化学沉积过程中，声化学过程是非常有前景的，因为它具有多功能性，并且有可能将 NP 稳定在聚合物基底材料表面，这是因为聚合物链在超声处理过程中部分膨胀，银离子渗透到聚合物链中，在声化学过程中被捕获并进一步还原。

◆ 未来展望：超越现有技术的最新进展

外科设备，如抗菌牵开器，可以通过 3D 打印成型后，沉积特定抗菌剂的纳米层来制造。人们已经对实现具有抗菌特性的平面表面、散装材料、纺织品等给予了很多关注，特别是在健康和卫生领域。更具体地说，3D 打印可以在特殊情况下实现，并通过设计满足患者个性化需求。聚乳酸已被证实可以安全地用于外科植入，它是一种成本低廉、安全且环保的材料，可以用于打印外科器械，并满足未来的各种应用。银纳米颗粒可以通过常规的声化学方法以湿法沉积，产生极活跃的抗菌表面。抗菌牵开器必须足够强，能够牵开人体组织，低致敏性，并且必须能够耐受反复消毒。最后，它必须在成本、强度和可获得性方面至少与陆军、海军标准不锈钢牵开器相当，才能作为替代品。

图 2.11A 显示了打印聚乳酸外科牵开器的过程及声化学固定银纳米颗粒的方法，而图 2.11B 则说明了为实现高质量的单分散银纳米颗粒固定在牵开器表面所采用的化学品和程序。

通过在线监测和建模方法优化 3D 熔融沉积建模增材制造工艺，有可能为健康、汽车、航空和航天、消费品和电子、工业设备和工具、建筑和能源等多个领域的应用提供具有内置功能的高质量部件。此外，3D 熔融沉积建模增材制造在工艺和流程优化、流程监测控制及材料层面的进一步发展，将通过纳米复合长丝的印刷工艺提高可靠性，提高质量和准确性及复合材料的能力，其速度与标准材料一样快。

3D 打印和纳米技术相结合在生物医学和其他应用中的影响

多功能纳米复合热塑性长丝和 3D 功能化打印部件的 3D 增材制造将具有更强的机械性、导电性、表面和耐久性能，为最终产品提供更好的效率、质量和可靠性，同时使用完全可再加工和可回收的材料，减少对环境的影响，可使制造成本降低 40% ~ 50%。特别是在生物医学领域，3D 打印和纳米技术的结合可以积极地应对社会和经济的挑战。欧洲提出 2030 年愿景，将提高其在 AM 领域的领导地位，这对提高欧洲工业部门的竞争力产生巨大影响。AM 将在以下方面改善欧洲民众的生活质量：在欧洲保留高质量的工作，提供定制的、更清洁的、更安全和负担得起的产品，增加获得清洁能源的机会，获得流动性，以及可靠和个性化的医疗服务。

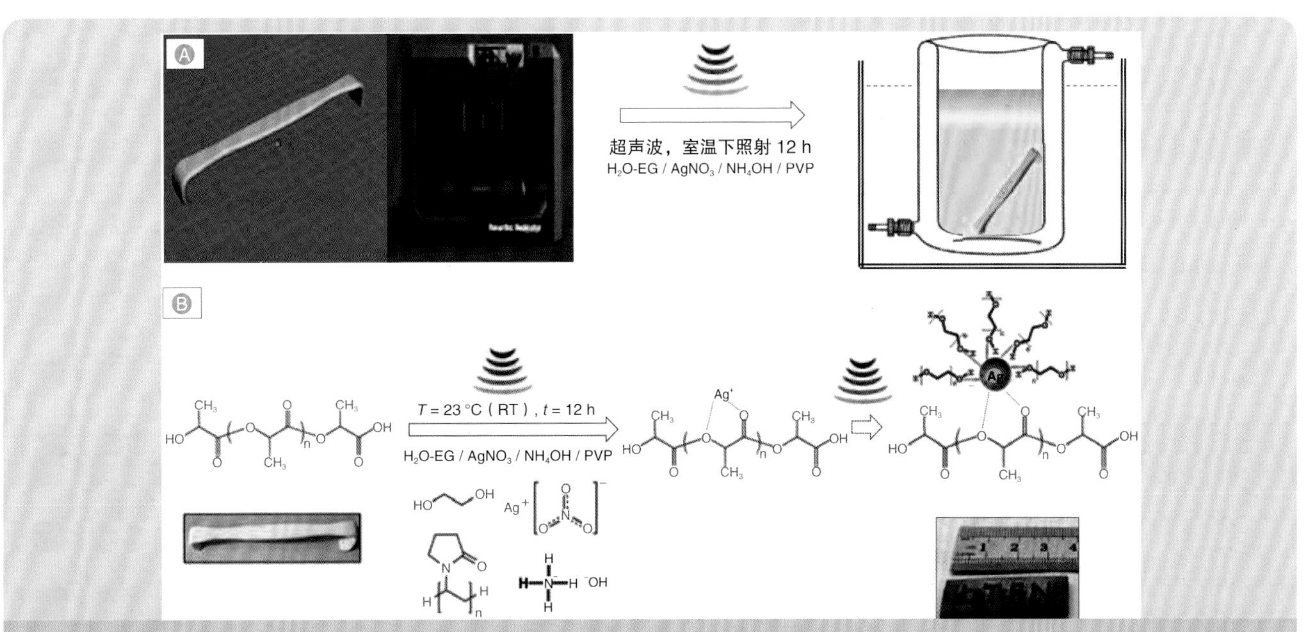

图 2.11 A. 打印聚乳酸外科牵开器的过程及声化学固定银纳米颗粒的方法；B. 化学品和为实现高质量的单分散银纳米颗粒固定在牵引器表面而遵循的方案

◆ 提高产品的效率、质量和可靠性

材料的可持续发展不仅取决于产品的卓越质量，还取决于在整个生命周期内减少对环境的影响。AM的新兴技术蓬勃发展，它根据社会、经济和环境可行的需求，专注于提供个性化产品。无论其复杂性如何，3D打印制造的产品可以极大地满足于改进机械性能。这无疑为设计具有更高质量和可靠性的精细产品提供了良好前景。这也有助于公司重新评估他们的设计和产品，并在整个生命周期的每个阶段都具有环境和经济效益。根据Verhoef等的研究，建筑行业材料可以节省40%的成本，中国的一家3D打印房屋制造商证明了这一点。这种既定的理念可以梦想成真并达到看得见、摸得着，以至于在其他应用中将产品的生产效率、质量和可靠性提高40%[85]。也可以通过关注循环经济的能力来实现，即大幅度提高回收率，从而减少原料的使用和废物产生。还包括需要高效的制造系统，引进新的复合材料，采用有效的商业模式来实现。此前，生命周期评估（life cycle assessment，LCA）显示，据估算，到2025年，AM可以使产品的生产和使用阶段的成本分别节省1130亿~3700亿美元和560亿~2190亿美元。

◆ 更好地利用原材料和资源，减少对环境的影响并降低成本

AM可以在循环经济中发挥主导作用。例如，利用回收或生物基粉末生产高附加值产品，并在新产品中实现AM副产品的全面再利用。充分挖掘AM的潜力也将实现整个价值链的资源和能源节约，特别是在制造和运输方面，从而为环保做出贡献（图2.12）。此外，AM技术有助于以低成本提供高效的绿色能源解决方案（如可再生能源组件），从而为欧盟实现2050年低碳经济路线图做出贡献。

循环经济的理念也使得材料得到更好的利用。以前，加工所需能源的35%是通过AM工艺节省的。LCA方法将有助于充分比较现有的技术，并强化其有效利用能源和原材料的理念。通过LCA，材料效率可以被监测或预见，为未来分析新部件和材料打开新局面。与2012年相比，2022年3D打印机的价格下降了78%。这足以促使我们对适用于AM的新型复合材料和纳米复合材料进行材料检测。此外，减少一次能源供应可能是这项工作的重点之一。

摘要和结论

在本章中，介绍了二维和3D打印过程及纳米技术，特别关注的是将3D打印与纳米技术相结合，实现“智能”和多功能纳米技术驱动的3D打印。在整章中，描述了许多关于纳米3D打印的示例。然而，特别关注的是生物医学和潜在产品，即肌电图传感器、手术设备、嵌入可编程加热器的3D打印手套和用于热疗的温度传感器。最重要的是，更多的研究人员需要参与进来，以实现纳米技术和AM的共赢。尽管取

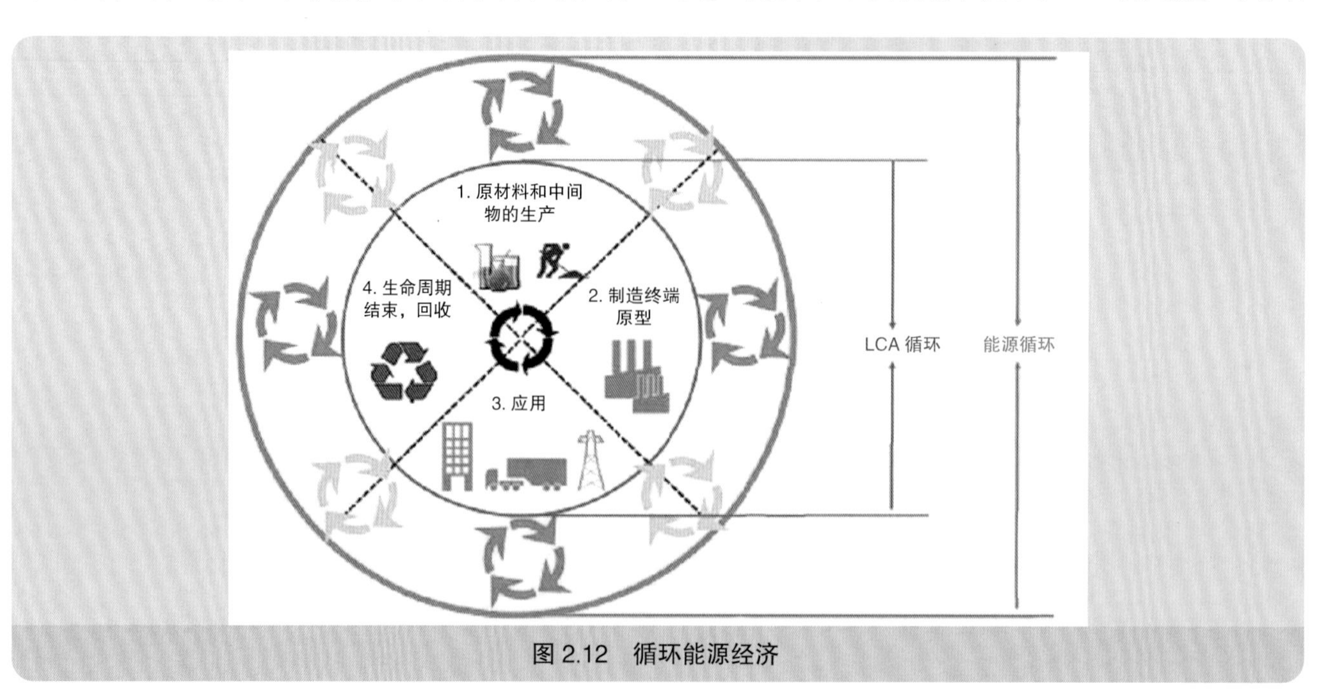

图2.12 循环能源经济

得了早期的成功，但在将纳米材料应用于 AM 方面仍有许多挑战：一些纳米材料尚未应用于 AM 领域，关于纳米复合材料与 3D 打印材料交互作用的信息很少，尚未产生不同纳米材料和工艺的标准化工艺参数及合成方法。纳米技术和 AM 都可以从更多的学术交流和合作中受益。只有通过纳米技术和 AM 之间更多的这种互动，才能实现 3D 打印多功能纳米复合材料的美好愿景。

鸣谢

L.T. 感谢博多萨基基金会的财政支持。

参考文献

第三章

3D 打印在临床外科中的应用

Maria V. Alexiou, BSc, MSc[1]，Andreas I. Tooulias, MD, MSc[2]

[1]Molecular Biologist and Geneticist, Surgical Department, School of Medicine, Faculty of Health Sciences, Aristotle University of Thessaloniki, Thessaloniki, Greece

[2]General Surgeon, HPB Fellow, Surgical Department, School of Medicine, Faculty of Health Sciences, Aristotle University of Thessaloniki, Thessaloniki, Greece

译者：毛能、董双斌、谭洪波

审校：朱永展、何利雷

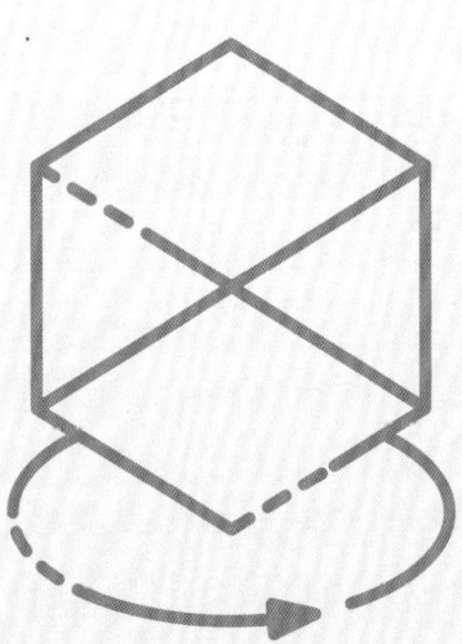

引言：简述3D生物打印技术及其演变过程

为克服器官移植中的限制，如生物相容性器官捐赠数有限、对器官需求量日益增加、移植排斥和移植后的整合困难，医学研究进入了一个新的领域，即组织工程[1]和再生医学。目前，该领域新的应用包括了3D生物打印技术。3D生物打印的组织、器官有望解决日益严重的器官短缺危机。

为制造组织支架，3D生物打印技术应运而生，用于制造各种各样的组织，如骨骼、皮肤和软骨。传统的组织打印方法一般先打印支架，再把细胞植入到支架上，支架为细胞提供了一个模拟真实细胞外基质（extracellular matrix，ECM）特性的微环境[2-4]。这种方法有一个大的困难，我们无法将不同类型的细胞定位到支架内理想的位置上，并控制这些细胞的迁移。但要打印出满足移植需求的组织或器官，攻克这一困难显得至关重要。

随着3D生物打印技术的发展，制造局部组织支架的技术得到突破，活细胞可直接与生物材料混合，形成模仿原生组织或器官的复杂结构。3D生物打印使用传统的3D打印技术，精确地逐层沉积生物相容性材料、生长因子和活细胞，也称为细胞负载打印[5-8]。人体的每个组织都由多种类型的细胞组成，这些细胞以复杂而又精确的结构形成组织。3D生物打印技术通过计算机辅助设计，在预先设计的位置上放置多种类型细胞，以完全控制的方式打印出最大程度模仿原生组织或器官的3D结构[5，9]。

查尔斯·赫尔发明了一种基于立体平版印刷（stereolithography，SLA）设备的3D打印方法，这成为3D打印技术诞生的导火索[10]。这一重大突破和组织工程的引入一起奠定了生物打印的基础，目标是将细胞和生物材料结合起来，制造出定制形状和大小的组织类似物。多年来，人们进行了大量的观察和研究，在开发单芯片药物筛选系统、打印全功能组织或器官方面，3D生物打印技术成为一个挑战和机遇并存的方向[11-12]。

3D生物打印技术早已应用在组织支架的制作中。到20世纪90年代末，关于构建复杂组织结构中活细胞的使用问题，科学家提出用微定位方法开发与活细胞相结合的二维生物打印系统[13]。2004年，以Roth为首的科研团队用填充胶原蛋白的喷墨打印机成功打印了细胞[14]。鉴于这一重大进展，Boland及其同事将研究重点放在哺乳动物卵巢细胞的可打印性上，获得了喷墨生物打印活细胞的首个专利[15-16]。

Mironov及其科研团队用交替打印细胞聚集体和凝胶层的方法来制备管状组织（如血管）[17]。一年后，Mironov、Forgacs及其同事申请了一项专利，即用自组装细胞聚集体和建模方法生产具有所需3D结构的工程组织，由此，他们站在了此领域的最前沿[18]。受此启发，作为生物打印的先驱之一，2005年成立的Organovo研究公司在2009年推出了世界上第一台商用3D生物打印机——美国奥尔加诺沃（NovoGen MMX）[19]，他们还进行了多项研究，包括无支架方式打印多细胞球体、血管及商业化打印肝细胞等[20-21]。到目前为止，对于3D生物打印技术，人们的共同目标是将其从一种研究工具发展为一种工艺，用于高效制造有活力、有功能的组织或器官。然而，世界范围内对此技术的研究已取得显著进展，但有关临床应用生物打印成品的报道却少之又少。

一般来说，3D生物打印包括三个阶段：预生物打印阶段、生物打印阶段和后生物打印阶段[17、22-23]。对于3D生物打印而言，拥有合适的生物墨水、适当的生物打印过程（模式）和一台实用的3D生物打印机非常重要。

在本章中，我们将讨论3D生物打印技术的最新进展，包括3D生物打印的过程、使用的生物打印方式、最方便的生物墨水的标准及该技术最近的临床应用。

3D生物打印方法分类

3D生物打印可分为喷墨式生物打印、挤压成型式生物打印、激光直写式生物打印、光固化式生物打印和细胞球组装式生物打印5种。其中，喷墨式生物打印、挤压成型式生物打印和激光直写式生物打印的应用最为广泛。每种方法都会对细胞活力和完整性产生积极或消极的影响。下面逐个介绍现有生物打印方法的特点。

◆ 喷墨式生物打印

为了打印的3D结构能满足要求，喷墨式生物打印使用了一种特殊的生物墨水，在移动阶段，生物墨水以液滴的形式重复沉积到预先设计的位置上。先用逐层打印的传统方法制造出所需的3D结构，再用加热器或压电致动器打印出一系列一致且融合的液滴[24-28]。

2003 年，喷墨式生物打印技术迎来第一次应用[29]，主要打印小型支架。2005 年，Cui、Boland 及其同事成功打印了仓鼠的卵巢细胞[30]。2009 年，Boland、Cui[31]使用人类微血管内皮细胞构建了一个类血管结构。喷墨式生物打印技术因廉价、省时的优点而被广泛应用，其打印特性（如打印速度、分辨率、尺寸、液滴位置）也可以通过电子化控制便捷地调整[32]。

喷墨式生物打印机可打印不同类型的细胞，所以支持细胞 – 细胞界面打印，也能用于异型细胞组织工程[33，34]和复杂结构的打印[35，36]。

然而，喷墨式生物打印技术也有不足之处。由于喷嘴的挤压力小，处理高密度细胞的能力有限，所以此种打印方式只能使用低黏度的生物墨水[37]。这类生物墨水成品的结构强度弱，灌注和植入能力有限。此外，打印机在运行中产生热量和其特定的机械性能（如压电生物打印机的施加电压为 12 ～ 25 Hz）[34]，可能会使生物材料变性、细胞裂解或细胞活力损害。总之，为了保持成品结构稳定和力学稳定性，确保墨滴一致性和短时间内相互融合非常关键[2]。

◆ 挤压成型式生物打印

目前，挤压成型式生物打印方法应用最为广泛。在气动压力[22，38，39]或机械力[40-44]的驱动下，生物墨水通过螺丝和活塞，以完全可控的方式从喷嘴中挤出。挤压中产生的是细丝，而不是喷墨式生物打印中的液滴，先形成了一个二维模型，然后经过适当的加工后产生目标 3D 结构。2003 年[17]，从挤压成型式生物打印的第一次尝试起，大量报告提到了该方法的应用[45-49]。用于挤压成型式生物打印的生物墨水密度很高，这允许打印具有增强的灌注和（或）植入能力的载有细胞的图案。此外，该方法使用的生物墨水应具有类似流体的特点，以便通过喷嘴尖端挤出。与喷墨式生物打印相比，此方法可打印的生物材料更加多样。例如，能打印黏性聚合物、高密度细胞封装水凝胶和热塑性生物材料[50-52]。但需要注意一点，与喷墨式和激光直写式生物打印相比，该方法的打印分辨率较低[53]，喷嘴也会经常堵塞，且在挤压力过大的情况下细胞活力可能会受损[54]。如何在打印高黏度细胞与保护细胞功能、活力之间寻找一个平衡点，这是一个非常有意思的小挑战[55-56]。总的来说，挤压成型式生物打印是一种简单易用的方法，通过商业化的绘图仪或台式 3D 打印机适当处理，就能以简单的方式和较低的成本开发挤压成型式生物打印系统[57]。

◆ 激光直写式生物打印

1999 年，激光直写式生物打印首次推出[58]，Odde 及其同事将其用于研究如何使用激光将细胞图案化，一年后，该团队[59]报道成功使用激光直接写入了活细胞。从那时起，大量激光辅助细胞打印的进展被报道[60-66]。其依靠激光诱导后向下传递液滴的方法，原理类似于传统的打印机。激光直写式生物打印主要由供体载玻片（或带）、激光脉冲和接收器载玻片组成。光带的顶层是一块透明玻璃，上面涂有薄薄的金属来吸收激光能量，防止细胞被激光直接损伤。底层为生物墨水。首先，激光脉冲施加到顶层上，使底层生物材料中的玻璃衬底形成微泡。其次，吸收的激光能量迫使细胞与细胞包裹体（一种水凝胶）的混合物蒸发，形成含有细胞的材料液滴。最后，液滴被输送到接收器载玻片，最终打印出 3D 成品[67-69]。

激光直写式生物打印可以视为一种没有喷嘴的喷墨式生物打印方法。因此，不存在喷嘴堵塞问题，并且大幅增强了精确定位各种细胞和生物材料的能力[31]。激光直写式生物打印支持高密度和高分辨率打印[33]。打印分辨率取决于激光的能量、脉冲频率、激光速度、层的厚度、供体和受体载玻片之间的距离和生物墨水的黏度[70，71]。此外，也能精确地完成单细胞操作和细胞液滴的定位[70]。

但是，它的使用也有一些限制，如激光的能量会降低细胞存活率；使用成本高昂[23，72]；细胞混合物在打印层中扩散需要时间；目前的激光直写式生物打印机还没有商业化[73-74]。

◆ 光固化式生物打印

光固化式生物打印是一种模仿组织支架的传统打印方法，细胞在打印后才被接种到支架上[6-8]。在光固化式打印系统中，利用紫外光将光敏感材料逐层固化。无论层的结构有多复杂，一次都只固化一层。但是，紫外光会使细胞损伤，所以紫外光的存在限制了这种技术的使用。如何利用更少的有害光线实现细胞和支架的同时打印，为此人们已经进行了大量的研究。检测此方法打印出的细胞活力，结果往往是理想的[75-76]。根据扫描方式的不同，光固化式生物打印可分为两种：SLA 技术（生物墨水逐点固化）和挖孔光投影技术（生物墨水逐面固化）[77]。有报道称，将多种细胞播种到打印支架上，HUVECs和HepG2是指示性的。一般来说，这种打印方式省时、方便、分辨率高，但选择生物材料和光源时应非常小心，以免损坏细胞。

◆ 细胞球组装式生物打印

模块化组织工程是该领域出现的一种新方法。它通过微观结构的设计来重建仿生宏观结构，先制造出模块化组织，然后将它们作为构建块制造更大的组织[77-78]。在这些构建块之间，细胞球用在生物打印的自融合过程[22，77，79-80]。细胞球组装式生物打印基于自组装和自融合过程来创建3D结构。更具体地说，3D结构通过融合较小离散单元而来。基本离散单元包括微粒、微丝和平面。每个单元被黏合在一起以制造逼真的3D结构，这也可以通过喷墨式、激光直写式、挤压成型式、光固化式等不同的生物打印方法来实现。细胞球组装式生物打印是一种无支架方法，这意味着3D结构靠两个相邻细胞聚集体的体外融合来制造。

3D生物打印中的生物墨水

生物墨水是3D生物打印技术的关键组成部分之一。这种生物打印材料由多种生物因子组成，如细胞、培养基、基因、生长因子、蛋白质、聚合物、水凝胶等。

根据是否使用支架，3D生物打印的生物墨水可分为两类：细胞支架式方法和无细胞支架式方法[81]。在细胞支架式方法中，生物墨水由生物材料和活细胞组成。活细胞被封装在生物材料支架中，后者被生物降解，促进细胞增殖、生长，最后占据空间，以形成所需的3D结构。与之相比，在无细胞支架式方法中，细胞（细胞聚集体球体）被直接打印到设计位置上，这类似于天然的胚胎发育。先打印特定的细胞类型以形成初代组织，最后这些组织形成更大、更复杂的组织结构[82]。

生物墨水的选择非常关键，它应该满足诸多先决条件，因为生物打印的成败取决于这些先决条件。理想的生物墨水应具有哪些特性，这取决于生物打印机的特性及它们的生物状态。生物特性也应该根据所需组织和器官的要求进行调整和修改，以实现目标组织和器官的有效再生。在这些特性中，生物相容性、生物降解性和可打印性最为重要。接下来，我们将讨论选择合适生物墨水的总体要求。

如果优选的是细胞支架式方法，则选择何种生物墨水需要考虑生物材料的性质，如其基本特征（可打印性、生物降解性、机械性能）及其生物状态（生物相容性、细胞相容性）。

可打印性是指生物材料能以完全可控的方式处置，之后通过融合形成所设计的结构。这取决于生物墨水的流变特性，如黏度、凝胶化、剪切稀化特性、屈服应力和剪切恢复力。尽量优化这些性能，以确保有效的可打印性和机械强度。打印之前，处于液态的生物材料应放置在基本封闭单元（微粒、微丝、平面）上[77]。可人为调节黏度和容量是理想生物材料的一大关键特征，在不同的打印条件下进行适当调整（如温度、剪切稀化），以便被市售的各种生物打印机使用。据报道称，与较低黏度生物墨水相比，高黏度生物墨水能形成更加稳定的3D结构。但是，因施加压力过大可能会影响细胞活力，所以需注意黏度和印刷速度之间的平衡，以便产生高度稳定的结构。打印后，打印单元必须通过溶胶—凝胶工艺相互黏合，迫使生物材料印刷后立即固化或糊化，以保持形状和确保各单元间相互融合。通过逐层工艺沉积将材料堆叠在一起，它们在垂直方向上连续堆叠很重要，这样才能符合预先设计的架构。除了可打印性外，理想的生物墨水还应具有其他特性。材料的机械性能也是其中之一，如高机械强度、剪切变薄、刚度和弹性，对打印结构的完整性、细胞存活率和保持3D形状起着非常重要的作用（这样结构的内部设计在逐层沉积过程中不会塌陷）[83-85]。

打印成品应模拟天然组织的机械强度，以确保细胞生长、增殖和组织成熟[86，87]。此外，在打印后的组织成熟过程中，应使结构尽快稳定。例如，挤压成型式生物打印中使用的高黏度生物墨水，需要具备剪切稀化的特性，以补偿打印过程中施加的高剪切力。能为细胞提供适合生长的环境是选择候选生物材料的主要要求，生物材料需要使细胞实现功能、保持效力并确保细胞打印后的生物活性[88]。这种人工环境应该像原生细胞环境一样支持细胞的存活。候选生物材料还应具有可生物降解性、生物相容性、细胞生成性和免疫相容性[84]。生物材料支架能为细胞功能提供理想的生长环境。当细胞生长和增殖时，支架就被降解，细胞占据空间并产生自己的细胞外基质。需要注意，生物材料和生物降解产物不能有毒或有害，否则会对生物材料内的细胞和其他邻近组织造成损害[84]。

此外，生物材料植入体内后，不能让细胞宿主产生任何免疫反应[85]。为了满足生物相容性和细胞相容性，生物墨水材料还应有利于细胞黏附和细胞表面官能团的修饰，用以包含、传递不同的生化信号或生物分子[89]。理想的生物墨水还应该为氧气、营养素、生长因子和代谢废物的渗透创造有利条件，这有助于增强细胞生长和代谢活性[82，90]。

目前使用的生物墨水及其特性

如上一节所述，合适的生物墨水应满足诸多前提条件，而这些前提条件取决于需要打印什么样的组织或器官。广泛应用的生物墨水包括组织球体、细胞颗粒、组织链和包覆细胞的生物材料支架。生物材料支架包括水凝胶、微载体（microcarrier，MC）和脱细胞外基质[82]。

不同的人体组织具有不同的性质，它们由不同类型的细胞组成，可实现特定的细胞功能。在 3D 生物打印中，根据目标组织的需求可以使用不同类型的细胞。这些细胞类型包括已分化的成体细胞、祖细胞及干细胞[91]。诱导多能干细胞、胚胎干细胞和胚胎外细胞通过生物打印，可开发出功能完备的组织或器官[91]。

3D 生物打印使用的生物材料种类繁多，大致可以分为两类：第一类是天然聚合物，第二类是合成聚合物。天然生物材料按其来源又分为蛋白质类（丝素、胶原蛋白、纤维蛋白、明胶）和多糖类（透明质酸、海藻酸盐、琼脂糖、壳聚糖）。其中，水凝胶因其独特的性质特别适合用作生物墨水（高含水量、可生物降解、非常适合细胞存活、可调节的机械性质和可改变的化学性质、能够打印高分辨率产品）[90]。此外，它们能模仿活组织的特性，也适用于组织工程和再生医学。

理想的生物墨水不需要借助任何交联改性就能满足细胞生长要求。但就目前而言，天然或合成的亲水性材料仍需物理或化学交联才能形成水凝胶[92]。尽管天然生物材料由于其细胞相容性而更受欢迎，但其结构脆弱和降解迅速，必须借助交联剂增强其机械强度。物理、化学、共价和酶交联是水凝胶凝胶化的主要机制。物理交联（如离子）在生物打印过程中进行，有助于制造相对较弱的结构，虽然有可见性波动，但基本可以忽略，而且物理交联是可逆的[93]。化学交联需要相当长的凝胶化时间，不利于多层结构的打印[93]。此外，化学交联还会产生有毒交联剂，植入人体前必须完全去除[82，94-95]。光交联（如在光照射下）是一种瞬时交联方式，但光和暴露时间对细胞的影响还需要进一步研究[96]。酶交联从生物学的角度看更为可取，可这种方式花费巨大，实用性不高。需要注意，交联机制可能会对细胞相容性和生物材料的均匀性产生影响[97-98]。

生物墨水的价格应该在人们的承受范围之内，而且有充足的来源。不幸的是，含细胞生物墨水和一些天然水凝胶比较昂贵，如胶原蛋白和透明质酸。就目前而言，可使用的生物材料有限，相比于天然聚合物，合成聚合物更容易获得。

◆ 合成聚合物

高机械强度、完全可控的机械性能、可调节的化学性质（利用聚合物对 pH 和温度的反应，调节它们的分子量和官能团）及出色的可打印性能，这些优点使聚合物比天然材料更有优势[99，100]。然而，聚合物无法确保细胞增殖、分化，也不能确保促进细胞之间的相互作用，这一点限制了它的使用[101]。在诸多聚合物中，我们优选泊洛沙姆（商品名为普兰尼克）和聚乙二醇［poly（ethylene glycol），PEG］。

普兰尼克是一类人工合成的嵌段共聚物，由亲水性聚环氧乙烷和疏水性聚环氧丙烷组成，呈 A-B-A 三嵌段结构[102]。两亲性使该基团能与疏水表面和生物膜相互作用[102]。该材料用在 3D 生物打印中，能在室温下形成自组装凝胶，而且 10℃时还能流动[103]。现已有两份文献报道了使用普兰尼克打印 3D 结构：一份来自 Wu 及其同事，他们在光聚合水凝胶基质中打印普兰尼克微通道，用以开发仿生微血管结构[104]；另一份来自 Müller 及其团队，他们尝试使用丙烯酸酯普兰尼克开发紫外线交结构[105]，使打印结构更加稳定。

聚乙二醇是一种水溶性聚合物，也是 3D 生物打印中使用最广泛的合成材料之一。它适用于细胞封装，能通过与细胞黏附基序功能化，从而变得更加相容[88，106]，也可以用丙烯酸酯基团进行修饰，达到令人满意的可打印性[107，108]。例如，在挤压成型式生物打印中，经常使用 PEG- 二丙烯酸酯和 PEG- 甲基丙烯酸酯聚合物来获得可观的可打印性[107，109-110]。

在 3D 打印结构中，聚乙二醇能与多种材料结合以获得更佳的机械性能。但由于聚乙二醇不能生物降解，它的应用也受到限制[111]。然而，有些合成生物材料适用于生物打印，如聚乳酸、聚乳酸－羟基乙酸和聚 ε-己内酯［poly（ε-caprolactone），PCL］[112]。其中，PCL熔点较低（60℃），更适用于生物打印[39]，聚内酯式聚合物在降解中会释放出酸性产物，使组织产生炎症反应，因此其使用受到限制。近年来，人们开发了由聚N-（2-羟丙基）甲基丙烯酰胺乳酸酯和聚乙二醇酯构成的生物材料，具备光聚合、热敏、可生物降解的优点[113]。

◆ 天然生物材料

ECM的成分和结构可以用天然生物材料模拟，这是天然材料相比于合成材料的主要优势。天然生物材料可以确保细胞的完整性，具有适当生物相容性和生物降解性，还具备自组装能力。但是，天然生物材料的可调节性很低[114]，这不利于结构稳定。为克服这一缺点，科学家尝试多种结合方式以开发具有可变性能的新型生物墨水（如天然生物材料与其他天然生物材料结合、天然生物材料与聚合物结合、天然聚合物与合成材料或其他天然生物材料结合）[115-117]。最近，有文献报道把普兰尼克与海藻酸盐混合用于生物打印，检测这种组合对成肌细胞活力和排列的影响，基因表达证实了这种组合不影响成肌细胞活力[118]。

3D生物打印使用的天然生物材料种类繁多，接下来，我们将介绍常用的几种材料。

▲ 琼脂糖式生物墨水

琼脂糖是一种优秀的聚合物，因其凝胶形成特性而广泛应用于医学和生物学领域[119]。琼脂糖属于多糖，来源于红海藻[120]，是重复性琼脂二糖单元组成的一种线性聚合物。琼脂二糖属于双糖，由D-半乳糖和3，6-羟基半乳糖组成[121-123]。

虽然有良好的生物相容性、凝胶性和机械性能，但在支持和促进细胞生长方面，琼脂糖的能力却很弱[124]。然而，通过化学修饰可以改变琼脂糖的性质，它与某些生物材料（海藻酸盐、胶原蛋白、纤维蛋白原）结合可以打印出稳定的3D结构，而且细胞活力不受影响，这一发现吸引许多科研团队研究琼脂糖在3D生物打印中的应用[125-127]。Gu团队的研究非常有趣，他们利用琼脂糖、海藻酸盐和羧甲基壳聚糖的混合物，与人类神经和诱导多能干细胞结合，开发出有功能的神经元，证明了用封装细胞打印稳定3D结构可以实现[128，129]。在另一项研究中，将琼脂糖进行化学修饰形成羧化琼脂糖，与人骨髓间充质干细胞（human mesenchymal stem cells，hMSCs）结合用于生物打印，细胞存活率甚至比普通琼脂糖高出95%[130]。在各种报道中，将琼脂糖式水凝胶作为生物墨水，与人体细胞或多细胞聚集体混合使用，检测其在3D生物打印中的可打印性和细胞存活率，结果都比较令人满意。总之，需要把琼脂糖凝胶与其他水凝胶结合使用，或通过修饰改变化学结构来增强其性能，这对促进细胞的增殖、分化非常重要[131-133]。

▲ 海藻酸盐生物墨水

海藻酸盐又称褐藻酸或褐藻胶，是3D生物打印中最受欢迎的生物材料。这种多糖从褐藻中提炼得来，属于天然高分子[134]。海藻酸是一种亲水线性共聚物，其封闭单元（1，4）-β-D-甘露醇（M）酸和 α-L-古龙酸（G）具有不同的作用。聚合物由促进凝胶形成的连续G-残基的均聚块（G-块）或连续的M-残基（M-块）或改变M-残基和D-残基（MG-块）组成，有助于材料的柔韧性[24，135]。海藻酸盐植入体内后具有免疫中和作用，可通过改变平均相对分子质量和链段比例来改变溶液的黏度[136]。低黏度海藻酸盐可用于喷墨式生物打印，高黏度海藻酸盐可用于挤压成型式生物打印和激光直写式生物打印。海藻酸盐降解速度较慢，但可以通过氧化来提高其速度[134]。此外，海藻酸盐还可以添加细胞黏附信号来提高生物相容性，更有利于细胞黏附。但是，化学处理可能对细胞活力产生负面影响。由于这些特征，海藻酸盐成为最适合打印大生物组织的水凝胶[137-139]。有大量研究报道了海藻酸盐的使用，包括海藻酸盐生物材料，以及海藻酸盐与不同生物材料的结合。

海藻酸盐生物墨水结合软骨细胞，可打印出血管状微流体通道，这种方法可用于打印中空结构。这些通道能支持细胞生长，也支持氧气、营养物质、生物分子通过[140]。由软骨细胞和海藻酸盐组成的生物墨水也用于管状结构的打印。同轴系统与特定的生物墨水相结合，能够确保打印过程中和打印后的细胞活力[141]。此外，以海藻酸盐水凝胶为生物材料，开发出了拥有完善营养运输微通道的高强度结构[142]。

各种各样的聚合物与海藻酸盐混合，产生了多种适用于组织工程的3D打印结构，包括明胶[143]、聚己内酯[39, 131, 144]、普兰尼克[145]等。

2016 年，科学家利用海藻酸盐生物材料，用活细胞打印了 3D 结构。在这个报道中，他们研究了打印中的流动行为对不同细胞系（如施万细胞、成纤维细胞、骨骼肌细胞）的影响方式[146]。

当首次生物打印诱导性多能干细胞和人类胚胎干细胞时，就选择海藻酸盐作为生物材料，并且这些细胞成功分化为肝细胞，组成了一个微型 3D 肝[48]。

在对文献的详细回顾中，Gopinathan 和 Noh 全面介绍了 3D 生物打印中海藻酸盐的各种使用研究[90]。得出了一个结论，海藻酸盐比其他水凝胶更具优势，这就是科学家频繁选择它进行 3D 生物打印研究的原因。

▲ 胶原蛋白生物墨水

胶原蛋白是细胞外基质中的主要结构蛋白[147]，它由氨基酸组成，以某种构型结合在一起，形成三股螺旋的胶原蛋白。作为一种内源性蛋白质，胶原蛋白的生物相容性及生物降解性都很好，能为细胞黏附和增殖创造有利条件。无论单独还是与其他生物材料结合应用，在皮肤、骨骼、软骨、胰岛再生方面[53, 148-150]和 3D 生物打印中，胶原蛋白都是非常有前景的[53, 151-152]。

胶原蛋白的机械强度低，因此不能用于组织和器官长期的培养[149]。通过改变温度、pH 或核黄素[153-155]交联，可使其更耐受拉伸，也赋予了胶原蛋白黏弹性[156-157]。同样，加入不同比例的聚合物也可以改善其力学性能[157]。

Yang 及其同事使用胶原蛋白、海藻酸钠和软骨细胞的组合来打印 3D 软骨结构。他们得出一个结论：特定的组合能够抑制软骨细胞去分化，增强细胞功能，改善机械特性。所以，胶原蛋白、海藻酸盐组合是打印软骨组织的优选材料。

另一组科学家使用了另一种组合，即胶原蛋白和明胶独立交联，同时培养了人内皮细胞和人骨髓间充质干细胞。他们报道打印的 3D 结构具有高生物活性和流变特性，而且结构稳定。胶原蛋白的加入增加了细胞的扩散，并在剪切力下使生物墨水变更薄[158]。

在另一项研究中，科学家用胶原蛋白作为核心生物材料，海藻酸盐作为人类干细胞的鞘状生物材料。他们发现，由于胶原蛋白的存在，打印结构的机械性能和生物功能状态得到了提高，肝细胞的干细胞分化达到了预期结果[159]。一年后，这个团队应用一种胶原蛋白和藻酸盐组成了生物墨水，该生物墨水由多酚与人类脂肪干细胞交联组成，与单纯藻酸盐的对照组相比，拥有更高的细胞存活率和增殖能力[160]。

▲ 明胶生物墨水

明胶是一种胶原蛋白去活化剂，有水溶性，还有免疫中性、无毒、可生物降解的优点[161]。虽然有这些特性，但明胶在体温下并不稳定，所以在 3D 生物打印中，明胶不能直接用作细胞支架，应与其他生物材料混合使用。然而，凝胶可在明胶的氨基侧残基上添加甲基丙烯酸酯来实现。光引发剂可以满足这一要求[162-166]。甲基丙烯酸化明胶的流变性可以通过化学处理改善[162, 163]。有报道提到高细胞活性甲基丙烯酸化明胶用于软骨和心血管结构的打印[165, 166]。最近，Pimentel 及其同事使用改性明胶（转谷氨酰胺酶交联明胶）打印了血管丰富的 3D 结构，基于这次尝试，很有希望打印出结构复杂的肿瘤模型[167]。

▲ 透明质酸生物墨水

透明质酸是细胞外基质的另一重要成分，能促进细胞增殖和迁移[168]。透明质酸为线性糖胺聚糖，由 β-1,4- 连接的 D- 葡萄糖醛酸（β-1,3）和 N- 乙酰基 -D- 葡糖胺构成[168]。作为一种天然生物聚合物，它有优异的生物相容性和生物降解性[169]，但机械性却很弱，凝胶特性也低[170]。不过通过与其他生物材料组合和修饰可以弥补这些不足[171]。

根据欧阳及其研究团队报道，双交联型透明质酸生物材料与细胞黏附性良好的寡肽组合应用，可以打印出机械性和细胞黏附性都理想的 3D 结构[172]。另一项研究报道一个拥有高机械性能和显著成骨能力的 3D 结构，其中的透明质酸水凝胶就经过甲基丙烯酸酯化及光交联处理。然而，他们提到使用人骨髓间充质干细胞测试过程中，细胞活力有轻微降低[173]。Stichler 及其同事把透明质酸与合成生物墨水混合，通过化学、光交联机制修饰，打印出的 3D 结构能增强软骨生成，稳定性也非常理想[174]。

透明质酸与各种聚合物混合可生物打印多种细胞[82]。Sakai 及其团队使用光交联透明质酸明胶与钌基复合物混合，研究人类脂肪干细胞的活力和分化过程[175]。

▲ 纤维素生物墨水

纤维素是一种线性多糖，由大量 β（1/4）连接的 D-

葡萄糖单元组成[176]。其衍生物羧甲基纤维素（纤维素胶）在3D生物打印中已有应用。为转化为合适的水凝胶，应对纤维素进行一些修饰（如改变其浓度、分子量、甲基接枝度、凝胶形成温度）[177]或组合使用。目前已经发现，相对于纳米纤维素－透明质酸组合，纳米纤维素与海藻酸盐组合打印的诱导性多能干细胞有更为理想的细胞功能[178]。Law及其团队报道了透明质酸与羧甲基纤维素组合的生物墨水，检测成品中的细胞活力，也研究了不同水凝胶组合成品的结构稳定性[179]。纤维素与生物活性玻璃结合使用可用于骨再生，也可以打印出高强度生物支架[180]。Marksdtedt团队[181]和A´vila团队[182]使用纳米纤维素与藻酸盐组合的生物墨水研究软骨组织工程。这两项工作都提到打印成品有非常理想的机械性能和细胞活力。A´vila研究团队[182]发现一个有趣现象，即打印鼻软骨细胞再分化产生的新软骨细胞周围，有特异性细胞外基质成分产生。

▲ 纤维蛋白生物墨水

纤维蛋白（因子Ⅰa）是一种参与血液凝固的蛋白质。纤维蛋白原通过凝血酶原酶处理可产生水凝胶，有良好的生物相容性和可生物降解性，但机械稳定性较弱[31]。有一项研究报道，使用纤维蛋白水凝胶与聚（e己内酯）/聚（乳酸-co-己内酯）物混合3D生物打印尿道，还在打印成品上植入了多种细胞。整个工作都在体外进行，充分发掘了此类水凝胶的特性[183]。纤维蛋白/胶原凝胶已被打印出来，旨在依靠纤维蛋白与血管内皮生长因子结合的能力来增强血管形成[184, 185]。此外，纤维蛋白水凝胶在厚血管网络和管状组织结构的打印中也有应用[186-187]。

科学家使用纤维蛋白与透明质酸水凝胶组合来包裹施万细胞，研究这种生物墨水在神经再生中的作用[188]，这项研究非常有前景。

▲ 丝素蛋白生物墨水

丝素蛋白是一种蛋白质聚合物，丝素蛋白支架通常用于3D生物打印[189]。丝素蛋白通常与其他聚合物结合使用，大量研究已经证明了这种水凝胶的有效性。Das及其同事用间充质祖细胞和丝明胶水凝胶组合作为生物墨水，通过超声和酶交联对载有细胞的结构进行生物打印[190]。Rodriguez团队支持丝素蛋白和明胶组合的生物材料，这种材料对成品生物相容性、细胞渗透能力、软组织重建中的组织整合都有好处，两者的交联可借助甘油的物理方法实现[97]。丝素蛋白也可以与藻酸盐结合，这种混合生物墨水可应用在喷墨式生物打印中[191]。丝素蛋白明胶生物墨水已用于皮肤再生，此研究提到在生物墨水中添加成纤维细胞生长因子Ⅱ[192]，明胶与合成聚合物聚乙二醇相组合，打印分辨率都会显著提高，也有利于细胞活力维护[193]。最近，一种新的丝素蛋白聚合物（蜘蛛丝蛋白）取得进展，但还需要进一步的研究[194]。

◆ 细胞外基质生物墨水

细胞外基质是一种非细胞3D大分子网络，由胶原蛋白、蛋白聚糖/糖胺聚糖、弹性蛋白、纤连蛋白、弹性蛋白、层粘连蛋白和多种糖蛋白组成。细胞外基质的各种成分形成了一个网络，把细胞驻留在组织中，也为细胞提供了结构支持和生化支持[195]。

脱细胞的细胞外基质已作为生物墨水应用在3D生物打印中。材料从组织中获得，通过物理或化学方法去除细胞，也可以在确保细胞外基质完整的前提下用生物制剂去除[196, 197]。科学家使用细胞外基质生物墨水进行3D生物打印后，发现成品拥有高细胞活力、完整的细胞功能和良好的可打印性[198]。同样，当Ahn及其同事开发出一种带有加热模块的3D打印方法时，细胞的生存能力也得到保护，该方法完全控制了细胞的堆叠[199]。另一个团队报道用含有双干细胞的细胞外基质可修复心脏，他们报道这些结构能快速血管化，所以细胞活力能保持很久[200]。

然而，用细胞外基质作为生物材料非常具有挑战性，虽然它能模仿天然组织环境，但分离和量化DNA、ECM需要的成本很高。为了增强细胞相容性，科学家尝试从生物样本中提取生物墨水。例如，他们制备了以脱细胞肝基质为基础的生物墨水，里面含有脱细胞肝基质的固有蛋白，证明它改善了包封细胞的相容性[201]。

◆ 细胞聚集体生物墨水

在3D生物打印技术中，由数千个细胞组成的球形聚集体（球体）生物墨水非常有前景。球体是一种3D细胞模型，可模拟活细胞的生存环境，包括细胞功能、细胞间的相互作用，以及细胞与细胞外基质间的相互作用[202]。一般情况下，球体先逐个植入到生物相容性支架上，然后通过自我融合组装在一起。最近，一个科研团队提出一种用于3D生物打印的新型组织球体生物墨水，该种墨水不再需要支架。此类生物墨水打印的成品在关节软骨组织工程中很有前景，其过程包括：通过无化学交联的自组装机制生成快速融合的生物打印组织链，在无任何液体介质的固体状态下进行生物打印，以及在细胞聚集和融合的生物打印过程中不使用支撑结构[203]。在另一团队的研究中，先用N-异丙基丙烯酰胺作为细胞聚集体的临时基质，形成热敏聚合物凝胶，然后再把细胞聚集体从基质上剥离出来。为了保持细胞－基质网络的完整性，他们从基质上剥离聚集体时格外小心，使用的热量非常温和[204]。

3D 生物打印中干细胞扩增和分化过程

与传统组织工程相比，细胞相互结合或细胞与生物材料的直接处理是 3D 生物打印的主要优势。如何在扩增和连续分化中确保细胞活力及细胞功能是 3D 生物打印的主要瓶颈之一。此领域的科学家都在努力寻找最佳细胞来源，然后尝试分离和扩增这些细胞。未来某一天，我们有可能找到一个快速且廉价的方法突破这个瓶颈。

细胞体外扩增是 3D 生物打印的一个关键过程，该过程为获取足够数量的细胞提供可行条件。我们不仅要优化扩增条件来提高细胞增殖率，还要提供适当环境，让细胞重现其天然功能。3D 生物打印所需的细胞数取决于打印机的类型，范围在 $1\times10^6\sim1\times10^8$/mL[15, 69, 80, 205]，这个数量对细胞外基质的合成是必要的，对确保 3D 构造的功能至关重要。为确保细胞扩增、分化到目标细胞类型，需控制扩增过程中的条件，也能减少潜在的风险。原代细胞长时间扩增可能导致染色体异常、肿瘤发展和细胞脱分化。总之，评估 3D 生物打印成品的细胞功能和完整性非常必要，特别是计划植入人体的结构，还需检测其生存能力、基因组、表型稳定性、细胞代谢等指标[206]。

在 3D 生物打印中，有祖细胞和干细胞两个细胞来源，但首选干细胞，因为它有自我更新和多谱系效力。在诸多干细胞类型中，经常选用间充质干细胞、胚胎干细胞和诱导性多能干细胞[207, 208]。

胚胎干细胞属于多能干细胞，构成囊胚阶段胚胎内的细胞团[209]。它可以分化成三个胚层中的任何体细胞类型[210]。从能够分化成任何细胞类型的优点来看，胚胎干细胞似乎是干细胞的理想来源，但胚胎干细胞存在伦理争议，其使用受到限制。胚胎干细胞分化过程无法轻易控制，存在免疫原性风险，这是它的另一个重大缺点。

间充质干细胞是成体细胞脱分化为祖细胞后直接衍生而来的多能干细胞。2006 年，Yamanaka 及其同事引入了间充质干细胞技术，他利用反转录病毒转染引入 4 种转基因（*Oct 3/4*、*Sox2*、*Klf4*、*c-Myc*），把成纤维细胞成功转化为间充质干细胞[210]。2012 年，Yamanaka 和 John Gurdon 爵士因“发现成熟细胞能重新编程转化为多能细胞”而获得诺贝尔奖[211]。从那时起，为有效控制重编程，此研究涉及了更多过程和诸多因素（包括蛋白质、多肽和化学物质等）[208]。

不幸的是，研究发现这两类干细胞在体内发生畸胎瘤的可能性很高，这限制了诱导性多能干细胞和胚胎干细胞的临床应用[212]。根据诱导性多能干细胞的特点，畸胎瘤的发生可能与未分化细胞的存在有关。人们相信，植入人体前去除未分化细胞有利于克服这个缺陷[213, 214]。

应用诱导性多能干细胞还有另一个缺点，由于反转录需借助病毒完成，但某些病毒可能会导致癌细胞形成。为了使用的安全性，科学家已研发出新版本的无病毒诱导性多能干细胞[215]。

间充质基质细胞（即间充质干细胞，也称多能基质细胞）在体外有分化成其他间充质或非间充质细胞的倾向，如分化为骨细胞、脂肪细胞、成软骨细胞、肌细胞、肌腱细胞、韧带细胞、平滑肌细胞、内皮细胞、心肌细胞、肝细胞和神经细胞[216-220]。间充质基质细胞不仅可以来源于骨髓，还可以来源于肝脏、肺、牙齿、肌肉、脂肪和围产期 / 胚胎外相关组织（羊水 / 沃顿胶、脐带、胎盘）等[216, 218-220]。细胞来源决定了细胞之后的“命运”。例如，从脂肪组织中分离出的间充质基质细胞浓度明显高于从其他组织分离出的细胞浓度[221]。此外，围产期干细胞表现出强大扩增能力，从羊水中获得的干细胞能培养超过 300 个细胞周期，倍增时间为 36 h[208, 222-224]。证明围产期干细胞的多能性比“成体”干细胞更广泛。此外，与胚胎干细胞和诱导性多能干细胞不同，围产期干细胞在体外不表现出致瘤性[208, 222-224]。细胞来源的选择非常关键，已有报道称许多细胞植入人体后表现出过强的免疫反应[225]，脂肪干细胞表现出免疫抑制力[229, 230]。“成体”间充质干细胞植入动物模型时表现出低免疫原性和良好的免疫调节特性[226-228]，这是一大优点。

不过现在普遍认为自体细胞移植可不产生免疫反应。干细胞的免疫原性与分化状态有关。与已分化完成的干细胞相比，未分化的间充质基质细胞具有更强的免疫耐受性。基于这一理论，植入未分化干细胞的机体产生免疫排斥的可能性更低，植入成功的机会也就更大[208，231-233]。

在上文中，介绍了几种现有的生物打印方式。科学家已经对某种生物打印方法对干细胞的影响进行了研究。发现机械应力和剪切力都有诱发干细胞分化的倾向。机械应力可促进软骨细胞和成骨细胞分化[234]，而剪切力刺激内皮细胞和成骨细胞分化[235]。基于这一发现可以得出结论，激光直写式和喷墨式生物打印可能优于挤压成型式生物打印，因为在打印过程中前者的剪切力“更温和”，不太可能刺激干细胞分化[208]。此外，有研究表明，利用激光直写式生物打印技术将未分化的间充质干细胞传输到“海藻酸盐－血浆”水凝胶中，与普通细胞相比，细胞活力、增殖、凋亡和细胞表型方面都没有任何变化[236]。为确保细胞活力和细胞分化，我们应不断优化生物打印技术的参数和性能。

生物墨水的选择对成功分化干细胞至关重要[72，237]。因为细胞的生长和分化需要模拟原生环境。添加不同物理分子或化学分子可以提供不同的微环境[238]。骨形态发生蛋白-2（bone morphogenic protein-2，BMP-2）[239]、表皮生长因子[240]和Wnt蛋白[241，242]都已应用在3D生物打印中，用以调节和控制干细胞的分化。

若生物材料和生物打印方法没有改变细胞谱系，打印出的细胞可以在含有可溶性因子（生长因子、化学物质等）的培养基孵育分化[208]。这些可溶性因子经过优化可促进谱系承诺，确保打印细胞分化成熟为所需细胞，可溶性因子也能与生物打印结合使用。生长因子包括转化生长因子-β（transforming growth factor-β，TGF-β）、成纤维细胞生长因子（fibroblast growth factor，FGF）、骨形态发生蛋白（bone morphogenic proteins，BMP）、Wnt信号蛋白、刺猬蛋白、notch-1配体等。据研究，TGF-β_1和BMP-6对间充质干细胞的软骨分化至关重要[243-245]。除了调节干细胞分化的信号分子外，还有调节细胞行为和迁移的生长因子。在一项研究中，Lee及其同事3D生物打印了C17.2神经干细胞、胶原蛋白和血管内皮生长因子[185]，发现这些细胞向含血管内皮生长因子的纤维蛋白水凝胶迁移，并呈现出更多的分化表型。关于用化学物质控制干细胞谱系，现已报道的有3种，一种是地塞米松、抗坏血酸、β-甘油磷酸盐混合物[246]；另一种是异丁基甲基黄嘌呤、吲哚美辛、地塞米松混合物[247]；还有一种是β-甘油磷酸盐、胰岛素、地塞米松混合物。此外，受体γ激动剂罗格列酮激活过氧化物酶体增殖物，引导间充质基质细胞向脂肪细胞分化[248，249]，DNA去甲基化剂5-氮杂胞苷刺激成人骨髓间充质干细胞产生心肌细胞样表型[250]。据报道，利用诱导性多能干细胞、胚胎干细胞及精氨酰－甘氨酰－天冬氨酸偶联的海藻酸盐水凝胶进行生物打印后，在适当的培养基中孵育超过17天，可分化出肝细胞样表型细胞[48]。在这项研究中，细胞分化是在生物打印之前启动的，打印结束后继续分化了11天。经生物打印的细胞与一般细胞相比，均呈肝细胞样表型，表明生物打印对细胞分化无明显影响。

水凝胶可以模拟细胞外基质网络来控制细胞分化过程。然而，生物墨水中的交联剂也可能影响到干细胞的“命运”。例如，生物打印若使用丝素蛋白－明胶水凝胶时，酪氨酸与酶交联诱导间充质基质细胞向软骨细胞分化，而物理交联（如超声）促进间充质基质细胞向骨细胞分化[190]。

在长时间扩增中，某些类型的细胞会出现去分化。一些研究提出使用聚合物微载体以促进细胞扩增。聚合物微球为细胞生长和黏附提供了表面[251-254]，并且通过细胞外基质分子或表面电荷的修饰，能增强聚合物微球的细胞黏附性[77]。与加入大分子细胞外基质相比，聚合物微球表面添加正电荷基团可以增加干细胞的黏附性[255]。然而，用胶原构成的聚合物微球培养人类软骨细胞时，软骨细胞的增殖能力在2周内提高了20倍[256]。在生物反应器系统中，当骨细胞和软骨细胞在聚合物微球上培养时，能合成新的基质，这是原生组织的主要特征[257，258]。此外，聚合物微球还可以作为一种缓释系统，用以缓慢释放生长因子来模拟天然细胞环境，从而保持细胞表型，抑制去分化[259]。据报道，聚合物微球能满足间充质干细胞增殖和黏附的同时又不影响干细胞多能性[251]。聚合物微球可能对调节水凝胶中的干细胞分化有帮助[253]。例如，通过优化聚合物微球的大小，可以调节聚合物的硬度、细胞组织方式和表面生长面积[251，253]。市售的聚合物微球由合成聚合物或天然聚合物组成，如塑料、玻璃、葡聚糖、纤维素、胶原蛋白及明胶[257，260]，其尺寸在60～400 mm[251-252，254]。除了聚合物微球，细胞扩增环境还可以通过生物反应器提供（这会在下面的后生物打印阶段中描述），或者像之前提出的那样通过两者配合来实现[257，258]。

如何才能维持细胞活力和细胞的远期功能？这是3D 生物打印的主要问题。应该尽力优化打印中的执行过程，以确保这两项细胞性能。研究人员一直在尝试各种生物材料与不同细胞组合，探索它们之间的相互作用。然而，对于不同类型的细胞，作用结果存在争议，所以各种参数需要根据特定细胞进行调整。例如，挤压成型式生物打印中施加的分配压力影响了细胞存活率[261]，而当用明胶生物墨水打印人胚胎肾细胞 293（HEK293FT）时，绝缘喷嘴却增强了细胞的生存能力[262]。有大量的研究指出，生物墨水的黏弹性[263]、剪切力[264]、状态[265]、光交联机制[266]、凝胶时间和水凝胶黏度[267]，不同因素之间的关系对细胞活力和完整性都有影响。

三维生物打印过程

3D 打印技术取得巨大的革命性进步之后，约 15 年前，人们开始认为 3D 生物打印技术的应用是传统组织制造中细胞接种瓶颈的重大突破[268]。

3D 生物打印指细胞和细胞负载生物材料在精确定位和排列的同时逐层沉积[269，270]。其主要目标是在完全可控的方式下构建功能完备的活体器官和组织，提供在体内模拟人体组织的系统[33，271]。这是一种高通量、可扩展且可高度重复的技术，能满足大规模工业化生产的要求[33]。人们认为，经过多年遗传进化，人类的器官和组织有多种细胞类型组成，造就了相应器官和组织的完美功能。所以，想在预先设计的结构中放置多种类型细胞，借此生产有功能组织结构，3D 生物打印可能是最优选的方法。同样，若想创建复杂的血管化结构，重现人类的复杂网络功能，借助3D 生物打印也可能实现。不过，3D 生物打印还需要多种相关科学的通力合作，包括医学、分子和细胞生物学、生物信息学、机械 / 机器人 / 计算工程、化学等。

3D 生物打印包括 3 个阶段：预生物打印阶段、生物打印阶段和后生物打印阶段，各个阶段相互联系、彼此影响[272-273]。

◆ 预生物打印阶段

预生物打印阶段是非常重要的制备过程，决定着打印结构的性质，此阶段的目标是获得高分辨率成像模型。需要正确选择这一阶段涉及的程序，这对确保 3D 结构最大限度的模仿原生组织和器官来说至关重要。

首先，通过微创活检获取数量足够的稳健细胞非常重要。研究人员致力于开发适当细胞分离和培养扩增方案，专门用在生物打印中。该方案应确保细胞活力和细胞分化中的远期功能，成本效益和操作时间应考虑在内。

其次，用 CAD 来设计生物打印模型。CAD 数据来自高分辨率医学成像技术，包括 X 射线、CT 和 MRI[274，275]。这些技术是目前获取数据最常用的手段，提供了组织 / 器官的解剖信息。每种方法的适用性取决于将要打印何种组织。考虑到生物打印中，细胞直接与生物材料混合，所以成像技术应该提供血管网络的几何数据，满足有效营养运输滋养增殖细胞，确保细胞活力。这项研究集中到分子成像发展上，它可以与现有的成像技术结合，为准备打印的产品提供更精确、更有用的信息[276]。获取结构图像后，需进行必要处理，包括图像分割、特征提取、数据挖掘和模式识别[277-278]。先完成这些步骤生成 CAD 模型，然后将其转换为 STL 格式、3D 图形或虚拟现实建模语言[279-281]，最后使用合适的软件进一步分析，得到生物打印结构的计算蓝图。

在预生物打印阶段，应对仿生模型进行处理，给将打印的组织 / 器官提供功能准确性。如果制造具有复杂血管、循环和神经网络的异质组织，这点尤为重要。为了满足生物打印的主要目标，即制造模拟人类组织 / 器官的天然结构和全部功能，需要考虑几个参数，包括细胞排列、细胞外基质组成和生理学特性[270]。仿生方法有助于我们理解这些对复制活动至关重要的参数。例如，细胞增殖、分化、迁移，以及细胞附着、细胞 – 细胞相互作用和细胞 – 细胞外基质相互作用。另外，仿生学使用表面配体优化了细胞的附着和增殖能力[282]。根据仿生学原理，应大力研究无支架式生物墨水，因为这种生物墨水的打印成品更接近天然器官[270]。

此领域文献中，对仿生过程建模方法有很多报道，其中模糊建模方法值得推荐[283]。

◆ 生物打印阶段

在这个关键阶段，将开始物理生物打印工艺，包括选择合适的生物墨水、设计合适的生物打印模式、选择适用的生物打印机。评价该阶段有效性的参数有很多，包括物理化学（流变学、凝胶化）、生物学（细胞完整性和活力、细胞密度、生物相容性及细胞相容性）和过程因素（生物打印的持续时间、成本、辐射的使用量）[93]。

如何选择生物墨水和生物打印方法在前面已经介绍。在本节中，我们将描述组件之间的相互作用，讨论应该优化哪些参数，才能确保生物打印过程的保真度。

把细胞嵌入生物墨水也是一项挑战。首先，使用水凝胶式生物墨水时，应精确优化每种成分的浓度，以确保有效的可打印性[134]。前文已经提到，理想的生物墨水不需要任何形式交联就能适应细胞，和其他成分均匀混合，这样才能最大限度地减少封装时间[284]。细胞如何与仅溶于水的成分一起悬浮在前体水溶液中？这是使用载细胞生物墨水的一个主要问题[284]。悬浮液的体积会改变细胞和水凝胶的最终浓度，进而影响水凝胶式生物墨水的稳定性和强度[117]，影响生物墨水的机械性能、膨胀和凝胶时间[285]，增加生物墨水的交联时间。

在无支架式细胞生物打印中，科学家利用培养基中的成分生产生物墨水，以避免缺乏液体前体导致细胞饥饿和缺氧。另一种方法则提出，使用充满氧气的微球，当微球与生物墨水结合，氧气就能渗透进细胞避免缺氧，从而确保生物打印中的细胞活力[286]。

如何使生物墨水中的细胞均匀混合也是一个困难，均匀挤出生物墨水才可以解决这个难题。打印中，生物墨水可能产生大量的细胞结节。这些结节限制了生物墨水中细胞的均匀混合。破坏这种结节非常困难，即便结节打散开，由于聚合物聚集，细胞也可能在某些区域内积聚。为了克服这个难题，机械混合系统就此产生，该系统能均匀的将细胞悬浮在纤维水凝胶中（例如，胶原蛋白、甲基纤维素、纤维蛋白）[287-288]。为避免生物墨水中形成气泡损害生物打印性，细胞封装过程必须时刻保持小心谨慎。

选择最佳细胞密度是3D生物打印中另一关键因素。不同生物墨水的最佳细胞密度也不同。例如，无支架式和有支架式细胞生物打印的最佳密度不同，无支架式细胞生物打印能以相对更高的密度进行打印，高细胞密度打印组织的速度更快[207]。然而，这种方法可能会影响3D结构的机械强度[207]。最佳细胞密度还要考虑被打印组织的特性和需要的细胞数量。有几篇文献详细介绍了不同组织中的细胞数量[289, 290]。生物打印过程中，剪切力等条件会损害细胞活力[291, 292]。因此，最好选择低黏度和低细胞密度（$< 10^6$ cells/mL）生物墨水[15, 293]。激光直写式生物打印中，生物墨水黏度为1 ~ 300 mPa·s最为合适，细胞密度保持在中等（~ 10^8 cells/mL）[65, 69]。挤压成型式生物打印中，使用高密度、高黏度生物墨水[（3 ~ 6）$\times 10^7$ mPa·s][294]。喷墨式生物打印则使用较低黏度（< 10 mPa·s）和较低细胞密度的生物墨水（$< 16 \times 10^6$ cells/mL）[139]。细胞密度也与水凝胶的机械性能有关。Mauck及其同事进行的研究中，低密度软骨细胞（10×10^6 cells/mL）构建体与较高细胞密度（60×10^6 cells/mL）构建体相比，前者刚度更大[295]。增加软骨细胞在琼脂糖水凝胶上的培养时间，高低两种构建体表现出相似的杨氏模量[295]。此外，过高细胞密度导致生物墨水的黏度增加，从而影响其打印适性[291]。

为确保生物打印的保真度，还需要优化一些参数，包括重力形变、水凝胶的熔融和交联因子的密度。有人提出，高交联剂浓度会提高可打印性，而低浓度会导致可打印性降低[296]。生物墨水的物理化学性质（包括流变行为、表面张力、凝胶动力学和溶胀能力）不仅决定了生物可打印性，还决定了3D结构打印后完整性的维持能力[291]。调节这些参数对生物打印的重复性非常重要。例如，在挤压成型式生物打印中掺入金属离子和戊二醛，这些物理/化学元素有助于提高聚合物的可打印性[45]；在明胶水凝胶中加入Na^+离子，而不加入Ca^{2+}和Fe^{2+}，改变分子间相互作用，这样可提高明胶水凝胶的交联密度和机械强度[297]。

这个阶段也必须确保细胞活力和细胞功能。我们希望调节生物墨水特性，实现较高生物可打印性和高分辨率打印，但这些改变可能对细胞造成压力，降低细胞活力[267]。

过去10年中，生物打印机取得了巨大进步。为了制造紧凑性满意、分辨率合适、打印速度较快、全自动化的生物打印机，我们付出了不懈的努力。可惜的是，3D生物打印机商业化进程并没有与3D生物打印应用的探索同步。目前，相比激光直写式和喷墨式生物打印机，对挤压成型式生物打印机的研究更加深入。

◆ 后生物打印阶段

在生物打印后，为了获得成熟的功能组织，需要通过后生物打印过程提交 3D 构建体。生物打印后主要要求是模仿原生环境。结构血管化是 3D 生物打印的主要瓶颈，因为血管网络很重要，为各个区域提供氧气、营养和代谢物。这个困难可用生物反应器控制打印结构的灌注参数来克服。

生物反应器是指在精确控制的条件下，提供维持和监测重要参数的环境，并允许施加各种刺激以调节组织成熟，从而进行生化过程的容器[298]。

各种各样的生物反应器已应用于骨、皮肤、心血管和软骨工程，包括旋转壁、流动灌注、旋转瓶、压缩、应变和静水压力[299]。流动灌注生物反应器也许是一种理想的系统，介质能流经组织结构的细胞外基质，这大大提高了输送液体的能力。通过组织结构很难保证均匀灌注供应介质，但旋转壁和旋转瓶生物反应器可以确保介质的均匀性。

目前的生物反应器能提供实时监测和反馈控制条件，如温度、pH、氧气水平、氧分压（PO_2）、二氧化碳水平、营养物质浓度和生长因子。保持生物反应器中的这些条件，可以优化细胞生长。在生物反应器中，对细胞的组织结构施加机械和生化调控信号，可促使细胞分化成熟为相关组织[299-300]。有几种生物反应器的专门设计来施加机械刺激，如压缩、剪切和拉伸等[299]。

为加速组织的成熟，开发出几种方法来施加机械信号、生化信号，甚至电信号。对软骨组织施加机械刺激，促使软骨细胞产生更多的细胞外基质，可以增强结构机械强度。机械刺激还能促使软骨结构与宿主组织整合。根据 Correia 及其同事的研究，0.4 MPa 脉冲静水压或 1 Hz 压缩刺激可促进软骨细胞分化、产生糖胺聚糖及合成细胞外基质[301]。Wernike 及其科研团队证实，动态压缩和低氧张力效应对软骨细胞的表型稳定性有影响[302]。同样，在心脏工程方面，应用电刺激或机械刺激可以改善组织形成[303]。

应调节生物反应器中主要条件和参数，刺激发挥什么效果取决于所需组织的性质。随着 3D 生物打印技术的发展，许多微流控灌注生物反应器孕育而生，大大提高了生物打印结构体分化成目标组织的速度，包括心脏[304-305]和骨骼[306]。在临床心脏瓣膜组织工程中，生物反应器的应用[307]也有报道。

尽管有巨大进步，但大多数生物反应器的输出效率还较低，耗费大量时间，增加了过滤器和集成传感器的使用成本[308]。

3D 生物打印应用

能在目标位置上精确放置多种细胞是 3D 生物打印的重大突破，这样一来，就能模仿原生组织的异质性微观结构。因此，这是一种非常有前途的组织和器官生物制造工具。目前，该技术的应用范围包括皮肤、软骨、骨骼、心脏组织、肝脏和血管在内的众多器官和组织，但主要还是应用在药物筛选和药敏试验[68，309-310]。如何实现生物打印结构的高效血管化是生物打印的瓶颈，这限制了该技术的临床应用。不久的将来，3D 生物打印将生产出用于临床的组织构建体，并为移植做好有效的血管化准备。

生物打印最初应用于构建组织支架，主要是骨支架，下面我们重点介绍 3D 生物打印在组织和器官方面的应用。

◆ 3D 生物打印在组织和器官方面的应用

水凝胶与一种或多种不同类型细胞生物打印的例子已有报道。有种含有施万细胞的海藻酸盐 – 透明质酸水凝胶，用于周围神经再生，其结构完整性和细胞活力都得到了提高[311]。含 3 种细胞类型的复杂异质组织结构也被生物打印出来，保留了细胞生存、细胞迁移和细胞增殖在内的功能。随后，生物打印模拟物在体内产生了血管化骨组织[312]。这些例子表明，3D 生物打印技术能够制造类似于原生组织架构的复杂异质组织结构。

▲ 软骨

3D 生物打印技术主要应用在软骨工程，因为软骨不太依赖血管。目前的软骨组织工程尚不能打印出与传统方法完全相同的组织结构[313]。不过基于该技术的主要优势，即能准确地沉积细胞、把生物材料和生长因子放置到目标位置，生物打印在软骨再生方面很有经济前景。保持机械稳定性、完整性和长期稳定性是 3D 生物打印实现软骨工程的关键因素。科学家进行了大量研究，先把软骨细胞打印成水凝胶支架，打印后测试细胞的活力，结果让人满意。

用聚乙二醇二甲基丙烯酸酯对人关节软骨细胞进

行生物打印[107]。这种生物打印方式的构件表现出较高的机械稳定性，接近于天然组织，与宿主组织有优异的整合性。此外，用生长因子和软骨形成因子作用该结构后，产生的蛋白多糖和糖胺聚糖证明是连续软骨再生过程，这个结果令人满意。使用包裹软骨细胞的海藻酸盐水凝胶生物打印软骨组织[314]，其中添加了PCL和TGF-β。使用PCL能产生更大的机械强度，添加TGF-β增强了细胞外基质沉积。另一项研究中，选择透明质酸和甲基丙烯酸羟乙酯衍生的右旋糖酐组合作为水凝胶，再加入软骨细胞，打印的软骨构建体具有机械稳定性和高细胞活力[169]。最近，MC和MC细胞复合物形成的生物墨水增强了水凝胶的机械强度，也提高了水凝胶内细胞活力。其实，在2014年，Levato及其同事就使用水凝胶和含有细胞的MC成功打印了双层骨软骨模型[251]。

▲ 皮肤

人类皮肤具有多层结构，主要的细胞类型是角质形成细胞和成纤维细胞。目前治疗烧伤或各种皮肤损伤，一般会移植捐赠者或动物皮肤。为了克服移植中免疫排斥等边缘问题，过去的研究要么集中在人造皮肤上，要么集中在3D生物打印使皮肤再生[315-317]。皮肤工程的大背景下，Lee的科研团队打印了一种高细胞活力的多层结构。打印的角质形成细胞形成表皮，而成纤维细胞构成真皮，从而产生在形态和生物活性方面，都与人体皮肤组织高度相似的组织结构。3D生物打印技术应用于皮肤工程和皮肤再生，增强了我们对分层人体皮肤几何结构的控制能力，也使生物打印的皮肤拥有人体皮肤特征[318]。在体外培养期间，可以观察到打印的皮肤保持了其网络形状[148, 319]。

▲ 心脏组织

心血管疾病是世界范围内人类死亡的主要原因，2015年导致1990万人死亡（32.1%）[320, 321]。一旦肌细胞分化成熟，就会停止增殖，这限制了心肌再生能力[322]。尽管如此，组织工程的目标是制造出这种复杂的组织结构，其功能要与天然心脏相似。目前，已经被生物打印了心脏瓣膜[323]、人类血管内皮细胞和心脏细胞，先形成组织球体[324]，70 h后，这些组织球体相互融合，形成一个能够同步跳动的心脏补丁，这个结果让我们看到了希望。此外，一个科研团队成功地生物打印了主动脉瓣，机械异质性适当并且细胞存活率高，寿命长达21天[111]。同样，Duan及其同事使用海藻酸盐和明胶组合的水凝胶，将动脉平滑肌细胞封装在瓣根和小叶中的主动脉瓣（小叶）的间质细胞中，成功打印了异质主动脉瓣导管[325]。这两种类型的细胞在体外均表现出较高的细胞活力、良好的扩增效果和表型保留。此外，科学家利用甲基丙烯酸透明质酸和甲基丙烯酸化明胶组合的水凝胶，加上人类主动脉瓣间质细胞成功打印了三块主动脉瓣[266]。然而，它表现出与天然组织相似的几何、力学和空间异质性。3D生物打印技术应该向这一目标努力。但是，目前生物打印的组织想植入人体还有很长的路要走[325]。不过，以色列科学家使用3D生物打印技术，为人类心脏首次小规模制造了血管化心脏贴片[326]。在最近的一项研究中，科学家实现了生物打印全尺寸人类心脏，包括心脏瓣膜和心室细胞，在功能组织和器官的发育方面取得了重大进展[327]。

▲ 仿生耳朵

3D打印活细胞及电子组件，再生长成功能器官的想法，激发了Manoor及其同事制造仿生耳朵的想法[328]。含有软骨细胞的海藻酸盐水凝胶被打印成人耳结构，打印过程结束后，为了利用银纳米颗粒探测无线信号，嵌入了一个线圈天线。线圈天线周围有软骨形成，形态良好，组织活力高，打印的耳朵能在体外培养中保持形状，还能接收电磁信号和收听立体音频音乐。

▲ 肝脏、肾脏和膀胱

总部位于圣地亚哥的生物技术公司Organovo开发了3D打印的肝脏组织，在长达28天的时间内，这些组织表现出充分的生物功能和稳定性，适用于药物测试[329-330]。但到目前为止，大多数生物打印的肝脏组织都无法模拟原生肝脏组织的微生理结构，缺乏血管，3D生物打印工具可能会克服这一障碍，促进功能性肝脏发展。最近，另一个科学团队证明，3D生物打印来自人类诱导性多能干细胞的肝球体，在体外可显著增强肝功能并延长组织存活时间[331]。科学家还打印出了与本地基因高度相似的肾脏组织结构。这些生物打印的肾脏结构在原代肾成纤维细胞和内皮细胞的富含Ⅳ型胶原的小管间质界面的支持下，配置了极化的原代肾近端小管上皮细胞的顶端层[332]。Atala及其团队代表维克森林再生医学研究所，将人类细胞和胶原蛋白作为生物墨水，在自体膀胱再生的大背景下，生物打印了一个膀胱形状的支架[333-334]。

该结构在生物反应器中成熟约 7 周后被缝合在患者体内，用以恢复患者的一些正常功能。

▲ 3D 微通道

厚组织的血管化是 3D 生物打印方法的一个困难[335]。尽管在足够细胞密度和特定设计的 3D 结构工程方面取得进展，打印成品也接近天然组织，但为了确保细胞活力，仍需要面对血管化的困难。不依靠血管或没有血管的组织（如皮肤和软骨）与那些具有复杂结构的组织（如肝脏、胰腺、心脏）相比，应该会被更早植入到人体中。虽然血管网络的开发可以用生化因子实现，但血管生成是一个耗时的过程，需要 1 ~ 2 周时间。打印产品必须尽快整合血管网络，以确保运输营养物质、氧气和生长因子，以及清除废物，这对防止细胞死亡非常重要[335-337]。生物打印微通道有望实现血管灌注。

几项研究中，科学家在水凝胶内打印管状结构，在组织结构中开发平行通道。根据 Huang 及其同事的报道，他们开发了一种无模板方法，并使用了明胶 – 海藻酸盐 – 纤维蛋白原组合的水凝胶，以及直径为 3 mm 的内部微通道[338]。然而，该通道直径仍大于天然血管组织，并且未能复制天然血管复杂的分层结构。

多细胞组织球体或圆柱体也用于打印血管。在一项研究中，科学家在可降解材料周围放置多细胞球体或圆柱体来打印管状结构[21]，用以生成血管。他们推荐使用无支架血管组织球体来组装血管，因为它可以避免生物材料的排斥反应或炎症[22, 324]。受到这项工作的启发，另一个科研团队在可降解琼脂糖模板周围形成了容器状的透明质酸水凝胶[339]。如前所述，通过与 PEG 衍生物交联，增强了透明质酸水凝胶的流变性能和机械强度。最近，利用水凝胶和胚胎成纤维细胞聚集体，打印出了管状微主动脉，拥有很高的细胞活力和组织结构稳定性[340]。

可降解材料有助于形成微通道。在细胞培养基中，把葡聚糖、蔗糖和葡萄糖打印成相互连接的微通道[341]，这些相互连接的微通道可以被分离，进而形成血管通道，这些血管通道可以施加高压动脉来灌注。之后在这些通道上排列内皮细胞形成血管内皮。同样，琼脂糖用于微通道打印[342]和制造内皮细胞混合的明胶[343]，已用于开发灌注血管通道。此外，还在血管通道之间打印了由内皮细胞和成纤维细胞组成的纤维蛋白水凝胶，旨在促进血管生成[184]。

尽管创建微血管网络取得了巨大的进步，但目前的方法打印的可灌注通道不能适应人体血管的解剖结构[273]。除此之外，打印微通道的分辨率在几百微米之间。最近，开发出了一种新的方法，它使用逃逸墨水，实现了仿生微血管结构全方位打印[104]。

血管生成需要多种不同类型的细胞和多种化学刺激，促进血管生成的因子非常多，包括血管内皮生长因子、成纤维细胞生长因子、血小板衍生生长因子和转化生长因子，这些因子结合也可以促进新血管的发育[345]。关于厚组织的再生，载有细胞的可灌注血管导管已经打印出来[344]。

根据一项研究，将明胶微粒（gelatin microparticles，GMPs）与生物墨水混合，可以在打印中纳入血管内皮生长因子。血管内皮生长因子从 GMPs 中释放的时间较长，导致支架血管化增强[346]。多种细胞可用于血管形成，包括人脐静脉内皮细胞（human umbilical vein endothelial cells，HUVECs）。近年来，血管祖细胞也用于促进血管生成[347]。

◆ 生物打印组织和器官的临床应用

尽管取得了上述进展，但生物打印全功能器官仍然有许多困难，只有在临床试验成功后，生物打印组织和（或）器官的应用潜力才能实现。直到今天，3D 生物打印组织构建体的临床应用还处于初级阶段。

生物打印组织和（或）器官可当作模型，测试药物、检查药物毒性、验证研究或研究病理生理学，也许今后有望取代动物模型。这种测试方法减少了动物测试的需求，证明结果也更可靠有效。生物打印可按需制造组织或器官，为个性化医疗奠定了基础。例如，Organovo 打印的人类肝脏组织可植入肝损伤患者体内。此外，生物打印结构也可作为培训工具，不仅能提高住院医师和新外科医师的教育水平，还可以通过确定患者的解剖特征来制订手术方案。之后，患者通过自己的生物打印结构了解手术计划、预期结果及可能的并发症。

结论和展望

美国的器官移植等待名单中报道，在 2019 年 7 月之前，超过 113 000 人需要移植器官，其中包括男性、女性和儿童，每天约有 20 人在等待器官移植中死亡。

2018 年也仅有 36 528 例移植手术[348]。因此，3D 生物打印器官为缓解器官短缺提供了新的希望。医务人员需要对解剖结构、细胞功能和被替换器官的分子途径透彻地理解，才能将这些知识转化到 3D 生物打印。

生物打印技术可以从患者的细胞中定制出需要的组织、组织成分、器官（排异风险很低），其几何形状（大小和形状）完全符合患者要求，符合个性化医疗原则。尽管 3D 生物打印技术还没有能力打印出一个完整的、功能完备的、可移植的器官，但相信在不久的将来，设计完善的生物结构会较容易获得[349]。

生物打印可避免异种移植和（或）临床器官移植相关的伦理困境，但它有其自身的困难需要解决。制定生物打印人体器官在医学中的作用、功能参数、局限性和伦理观点非常重要。此外，这是应用于医学领域的一种新方法，意味着道德监督、法律监管需要进一步完善。一篇非常有趣的论文，题为《3D 生物打印：生物打印人体器官和组织的社会伦理观点》为争论奠定了基础[349]。

进一步优化组件对开发更复杂和更个性化的 3D 结构至关重要。理想生物墨水仍在开发中，需要寻找打印性能好、生物相容性高和患者负担得起的生物材料，这些材料还需将细胞引导至特定的谱系，支持细胞黏附，能确保细胞增殖并调节细胞分化。除此之外，生物打印模式的操作参数还需要优化，先进的生物打印机也急待开发，促进构建体的体外生物加工，以便尽可能模仿天然组织微环境。这需要优化各种条件以减少细胞损伤，积极研究影响细胞活力和完整性的可能机制。为了保护复杂的细胞功能，打印中要求所有组件都必须是“细胞友好型”，努力克服打印结构中生成功能性血管的难题，从而获得可供移植的生物打印组织或器官。

虽然生物打印技术未进入临床实践阶段，但在过去 10 年中取得的巨大进步，让科学界对这种能在未来提供完善的 3D 设计结构的技术抱有很大期望。

该项目由欧盟和希腊国家基金共同资助，属于“Operational Program Competitiveness, Entrepreneurship and Innovation”计划，响应“研究 – 创造 – 创新”的号召（项目代码：T1EDK-03599）。

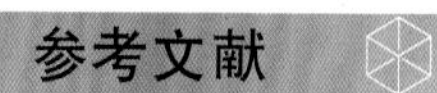

参考文献

第四章

3D 打印和虚拟及增强现实在医学和外科手术中的应用：通过协同创新解决内容开发障碍

Panagiotis E. Antoniou[1], Panagiotis D. Bamidis[2]

[1] Senior Postdoctoral Researcher on Medical Physics, Biomedical Engineering and Digital Healthcare Innovations, Lab of Medical Physics and Digital Innovation, Department of Medicine, School of Health Sciences, Aristotle University of Thessaloniki, Thessaloniki, Greece

[2] Professor of Medical Physics, Medical Informatics and Medical Education, Lab of Medical Physics and Digital Innovation, Department of Medicine, School of Health Sciences, Aristotle University of Thessaloniki, Thessaloniki, Greece

译者：郭丹青

审校：何利雷、马原

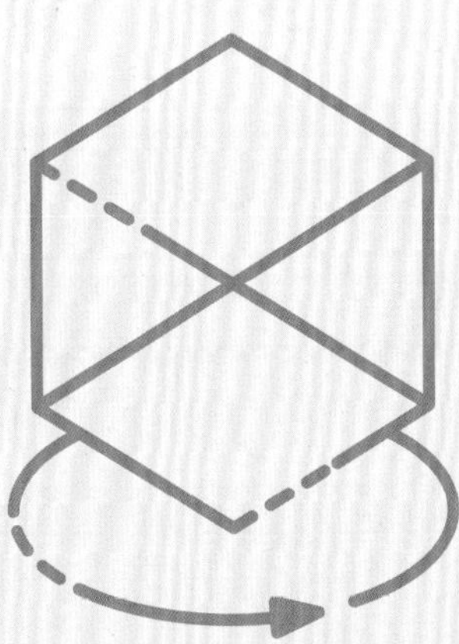

引言

信息和通信技术（information and communication technologies，ICT）从初始就定义了医疗干预措施。这些干预措施的成果是成本降低、增长效率提高、社会平等，以及诊断效率和治疗效果的提升。尤其是当代医疗健康教育在ICT领域取得了快速的发展，教育资源和活动更加广泛多样[1]。这背后的动机在于需要不受时间和地点的限制来获取全球临床技能[2]。虚拟、增强及新兴混合现实（VR/AR/MR）技术的整合对沉浸式医学教育领域产生巨大影响。定义这些沉浸式技术有时很困难，因为时有重叠。尽管如此，对VR的一个可行描述是应用头戴式耳机，将电脑模拟产生的虚拟信号替代外部的感觉信号输入（主要是视觉和听觉）。相反，AR是在现实世界环境中使用二维或3D标记将数字内容与现实世界重叠。最后，MR与AR相似，但关键的区别在于MR不使用预编程的静态项目或图像作为真实世界的标记，而是在实时环境的3D映射后完成内容叠加。通过这种方式可以直观展示功能。例如，放在桌面上的3D模型或二维图像，以及墙上的“悬挂”笔记。

有证据表明，此类技术显著增强了课时的教学效果，随即深化影响教育成果[3]。已实现的示例包括体验式世界探索[4]、高影响力物理和化学概念的可视化[5-7]，甚至将此类模块融入虚拟服务器[8]。正是由于这些模块具有即时的交互性，所以不仅能激发学生的积极性，而且还使教材内化，从而避免概念错误[9]。

特别是在外科领域，有大量关于VR/AR可视化的功效和具体技术的文献报道。触觉技术和传感器套件（如手和手指跟踪）等附加功能已应用于外科培训和教育的各个方面。术前训练、手术解剖、新方法和切口路径的3D可视化是最早投入广泛应用的。相对不太常见的是使用MR内容实时强化术野，甚至在手术前使用VR让患者放松。术前VR演示可使患者更好地了解所要接受的手术过程，这甚至降低了医疗机构的整体诉讼成本，因为可视化避免了未受过教育的患者或亲属对医疗机构提起不必要的诉讼。这些激动人心的当代发展在这里只是一带而过，因为文献里有详尽报道。例如，在撰写本书时，Desselle等发表了一篇相当简洁的综述，题为《有关VR/AR在外科领域的整体应用和影响》[10]。

近年来，3D打印技术和应用的普及也将ICT技术的应用领域从无形（AR/VR/MR）转移到了有形领域[11-13]。

本书旨在展示新兴3D打印技术在医疗/外科中最前沿的应用，同时对成熟的AR/VR/MR领域的技术进行简单的描述，并为参与式、沉浸式的内容创建标准化工作流程和实施路径呈现可行的路线图。因此，本书旨在成为医学/外科教育工作者和技术专家的有用工具，便于他们在课程中更快、更轻松地融入沉浸式内容。

3D打印在手术中的应用

3D打印技术的发展，也称为快速原型制作（rapid prototyping，RP），已经为直观和逼真的3D制造模型提供了一种更复杂的方法，使其不局限于平面屏幕上的基本3D形状模拟[14]。对于医疗领域的应用，即时将概念具象化是3D打印技术众多优势中最重要的。在临床上，从医学成像到3D打印的一站式发展前景，可使当前的诊疗方案更加个性化和有针对性。其次，3D打印作为一种增材制造技术[15]，体现了3D制造“零约束零技巧”的特点，这贴合医疗应用，因为从患者特定的医学影像生成3D模型的形式通常过于复杂，无法使用传统的制造方法创建。与工业方法相比，用于3D打印医疗应用的3D模型架构更简单，因为大多数都可以在后处理图像的帮助下利用医学图像的3D表面重建来获得。因此，自2000年初以来，3D打印计算机已被广泛应用于各种医疗场景。鉴于大多数3D打印产品的强度，该技术主要用于模拟制造坚硬的组织[16]。其优势在于用户能够通过触摸的直观感受强化认知[17]。

从技术上讲，为了实现这些目标，必须从多排螺旋CT（multidetector computed tomography，MDCT）或MRI扫描中收集高质量的图像，以创建有价值的3D虚拟（3D virtual，3DV）重建。获得的照片切片宽度不超过2 mm，1 mm以内最佳[16, 18]。3D打印的图片准备从分割处理开始，其目的是通过选择要打印对象的解剖结构从而降低原始图像的复杂性，然后从其余图像中推算该结构。

接着将3DV模型导出为STL文件，该文件通过mesh[16, 18]软件的一组定向三角形面，定义对象的空间几何形状。这些三角形的比例越小，3DV模型的表面就越细致[16]。此时，修复缺陷或锐边采用表面平滑功能。此外，STL 文件的进一步准备应结合打印项目的最终目的进行。例如，生产互锁部件使模型可以组装 / 拆卸，然后为 3D 打印做好准备。

实际 3D 打印制作阶段的核心思想是通过逐层加工生成模型：3DV 模型被分解为一系列二维层，这些层由 3D 打印机逐层打印。这种"加法"是 3D 打印机处理极其复杂几何形状（如解剖模板）的完美方式[16，18，19]。

◆ 3D 打印技术

3D 打印机可分为沉积方法和固化方法（例如，内容喷射、材料挤出），每种方法都需要各种特性的功能材料。例如，透明度、刚度或可变形度、机械功率、色彩性能等[16，20-21]。在某些情况下，支撑框架或专用支撑内容物可帮助构建，打印完成后可丢弃或溶解[16，21]。在极少数情况下，由于清洁和后期加工复杂解剖结构的难度，每个组件都可以单独打印，然后粘贴在一起以重建最终对象；但是这可能会使 3D 打印组件在组装过程中出现错位，因此应尽量避免使用此技术[18]。

医学中使用的 3D 打印技术可根据所使用的技术、基材或计划的沉积工艺进行分类。科学分组涵盖立体光固化成型技术（stereo lithography appearance，SLA）、聚合物喷射成型技术、多喷头打印（multijet printing，MJP）、数字光处理（digital light processing，DLP）、直接金属激光烧结（direct metal laser-sintering，DMLS）、选择性激光烧结（selective laser sintering，SLS）、彩色喷射打印（colorjet printing，CJP）（或黏合剂 – 喷射）、熔融沉积建模、层压物体制造和电子束熔化；材料分类涵盖钛合金、金属粉末、共晶金属、合金金属、陶瓷粉末、光敏聚合物、纸、箔、塑料薄膜和热塑性塑料。

▲ SLA 设备

SLA 设备由光敏树脂槽、模型构建框架和用于固化树脂的紫外（ultraviolet，UV）激光器组成。计算机控制的镜子用于将紫外激光集中在树脂表面，并逐层固化树脂。该切片数据导入 RP 单元，该单元将 UV 激光的曝光方向引导至树脂表面。这些层按顺序固化并连接在一起以创建一个坚固的物体，从模型的底部开始向上构建。每一层新的树脂层都用刮片从前一层的表面上清洗干净，直到它露出并固化。然后将模型从浴槽中取出并在 UV 室中继续固化[22]。通常认为立体光刻在任何 RP 技术中具有最高的精度和最佳的表面光洁度。该模型耐用、微脆、质量较轻[23-24]。

▲ 聚合物喷射成型技术 (Polyjet 打印)

在模型完成之前，Polyjet 打印是在 16 mm 超薄层中、在内置的托盘上利用最先进的逐层挤出光聚合物材料实现的。每个光敏聚合物层在注入后直接通过紫外线固化，提供完全固化的版本，无须后固化即可立即处理和使用。该技术应用一种专为保持复杂的几何形状而设计的凝胶状支撑层，可以用手和水喷射快速取出[22]。Polyjet 打印的优点在于可用材料多，如橡胶状物质，后处理时间短且简单。目前，该过程过于耗时，因此在外科应用中使用成本太高。

▲ MJP

MJP 是以液体为原料的 3D 打印技术，使用打印头同时涂抹丙烯酸光聚合物（组件）和蜡（支撑）。注射的产品用紫外线处理。MJP 是最准确的 3D 打印方法。核心的丙烯酸光敏树脂的不透明性是可以控制的，但其强度相对较差。另外，65℃以上则发生变形。

▲ DLP

DLP 是以液体为原料的 3D 打印方法，使用传统方式，将 DLP 投影仪作为光源。原理是将二维图像投影到缸内雕刻印刷品的光固化树脂上。该系统表面光洁度出色，打印操作最快捷。所用材料的机械性能优良，但材料的形式和颜色有限。此外，内容和打印设备也很昂贵。

▲ DMLS

DMLS 是以粉末为原料的 3D 打印工艺，使用固态 Yb 光纤激光束，可选择性地使之产生多种变体[25]。应用激光和各种金属粉末（如铝、钴、黄铜、镍合金、不锈钢和钛）的 SLS，引导穿过 3D 模型的每一层，可以构建各种材料。由于使用的金属粉末在模型中起到支撑的作用，因此不需要进行后处理，包括去除支撑。此外，打印效率通常非常出色。

▲ SLS

SLS 是以粉末为原料的 3D 打印工艺，利用 CO_2 激光束选择性地生产材料。二维切片数据被输入 SLS 单元，该单元将激光的曝光方向引导到已经堆积在烤盘上并用滚轮压平的薄层粉末上。激光加热粉末颗粒，将它们融合成致密的薄片，然后沿着 X 轴和 Y 轴行进，根据计算机辅助设计结果设计结构。第一层融合后，创建托盘向下移动，放置并烧结一层新粉末，重复此操作直到物体打印完成。原型表面经过喷砂后处理[22]。SLS 原型不透明，具有砂磨面，生产周期很长，有时超过 15 h。SLS 模型的精度相当高，总体标准误差为 0.1 ~ 0.6 mm。由于组件成本高昂，需要同时组装多个部件[26]。设备成本高昂，但由于专利到期，低成本的 SLS 设备开始出现。

▲ CJP

CJP 方法是使用打印头选择性地将黏合剂散布到粉末布上，然后使用滚筒将一层薄粉涂在托盘上，与 SLS 方法中使用的相同。打印头扫描粉末托盘，并提供连续的溶液喷射，接触粉末颗粒时将其熔化。组装原型时不需要支撑系统，因为周围的粉末支撑着未连接的组件。剩余的底层粉末被吸出，直到该过程完成。在精加工过程中，原型的表面被一种基于氰基丙烯酸酯的物质渗透以硬化框架[26]。打印技术允许构建复杂的几何结构。例如，在空腔内悬挂隔板，而无须人工支撑结构[22]。因为它使用 CMYK 彩色墨盒，与传统二维打印机中使用的一样，3D 模制模型能以大致相同的色谱进行打印，打印和渗透程序需要 4 ~ 6 h。这种方法中使用的 3D 打印机价格合理，耗时短，并且易于管理。此外，这些 3D 打印机性价比高、产生的浪费少且非常精确（Z 轴 ±0.1 mm，X 和 Y 平面 ±0.2 mm）。它们占地小，能够制造硬质、软质和多种类型。该技术的成本相较同类方法更低[26]。

▲ FDM

FDM 的基于实体的 3D 打印技术使用了与立体光固化成型类似的概念，即逐层创建模型。关键区别在于，这些层是分散的热塑性塑料，从一个精细的喷嘴挤出。丙烯腈－丁二烯－苯乙烯是一种广泛用于这类处理的物质。3D 模型是通过沿模型细节所示的方向，将加热的热塑性材料挤出到泡沫表面上而构建的。当涂层沉积后，喷嘴从 0.278 mm 提升到 0.356 mm，下一层覆盖上一层，重复此步骤直到完成[22]。与 SL 一样，FDM 模型的支撑系统是必要的，因为热塑性塑料硬化和层融合在一起需要时间[27]。支撑物可以用简单的机械工具提取，也可以用特定的酸性溶液溶解。虽然它是最常见的 3D 打印技术，但表面光洁度相当差。为了改善这一点，还可以使用多种后处理选项，包括丙酮熏蒸。

◆ 3D 打印的手术应用

▲ 术前训练

3D 打印的解剖模型是十分精确的复制品。外科医师能够从观察和操作这些解剖模型中，通过视觉和触觉输入融合获得重要信息[18, 28]。可直接在解剖模型上模拟手术操作，识别由于先天解剖变异或疾病相关的解剖变异等不利因素可能导致的技术困难[18, 28-29]。来自不同专业的多项研究证明了这种应用在术前决策中的有效性，如头部、脊柱、颌面部、移植、普通外科和矫形外科[29-31]。3D 打印有助于识别重要的困难解剖结构，展示切口或解剖平面，并确定要实施手术的范围，简而言之，其能在术前让外科医师彻底熟悉解剖结构[18, 29-31]。多项精确度实验均证实，在 3D 打印模型和其他图像平台（如 MDCT 或 3DV[28, 32]）上进行近似测量（即距离、长度或体积）时，误差幅度仅在毫米范围；其他分析表明，在一系列研究中发现术中肝脏切除量与术前 3D 打印的预期相符[28, 32]。

▲ 术中导航

3D 打印在术中导航的运用与术前使用类似。好处之一是它们是轻量级的物品，外科医师能够将其带入手术室，以便在复杂的定向情况下进行术中重新评估[18, 28-29]。在机器人手术中，操作员身处控制台，使用 3D 打印模型以便于远程操控。另外，许多适合灭菌的打印材料可将使用范围扩大到操作领域[30, 31]。

▲ 教育和培训

3D 打印在教育方面普及的可行性在不同阶段进行了评估[16, 29-31, 33-38]。由于实体解剖操作机会较少，传统上医学生学习解剖的途径多以书籍或图集中绘制的简单图片或草图为主，这种方式缺乏空间概念。外科住院医师和缺乏经验的外科医师每天都要进行室内手术，但鉴于个体间的解剖差异和常见的病理变异，需要通过时间的积累，不断练习才能熟练掌握解剖学专业知识。3D 打印基于患者特定的成像细节，无论存在何种变异，都能够准确识别解剖标志。多项研究已证实其有效性，包括一些随机对照试验，在这些试验中，不同年资的参与者（医学生、实习生、初级或高级外科医师、放射科医师）被要求在 3D 打印模型和其他平台（CT 扫描、3DV 重建或根据特定标准的尸体）测试给定的解剖结构。3D 打印模型比二维或 3DV 格式获得更高的分数，但在主要解剖成分的准确识别方面无法与尸体材料相媲美。此外，一些研究中显示的高平均分也可以看出参与者非常赞赏 3D 打印模型在学习阶段的额外好处[18，35，36]。

特定解剖区域或构造的 3D 打印复制品可以由不同专业的医师共享，以增强对特定治疗或特定患者处理的理解。具有特殊特征的 3D 稳定的有形实体。例如，透明或使内部组件透明的可拆卸部分，将很容易跨越从业者之间在评估传统二维成像时的差异。

▲ 患者治疗预期

3D 打印模型经证实在辅助医师与患者及亲属沟通解释病情、治疗方式或手术方面有重要价值[18，28]。患者及其家属通过有形的、可触摸的解剖模型可更好地理解病情或手术，因此感到十分满意；事实上，该模型对他们提出了更多问题，从而促进了对技术信息和替代方案的考虑（如果有的话）[18]。患者能够更好地理解手术方式、可预期的结果、术中可能存在的困难及风险，如果这些问题是在他们自己的 3D 打印平台上得到解决。如果达成了充分一致，患者同意所建议治疗的可能性会增加，未来产生医疗－法律相关冲突的风险也会相应降低。

▲ 手术模拟

光聚合物树脂机械性能柔软、可变形，模仿真实人体组织，可复制中空结构的组织。例如，不同大小的心脏或血管，从主动脉到动脉和静脉的微小分支[16，39]，这标志着手术模拟进入一个新的时代。不同资历的外科医师，从规培医师到专家，均可在 3D 打印制造出的模型上不断练习。手术模拟的目标可能是反复练习技巧，或评估手术室外的新设备，或对特殊手术的预演。最近报道，在患者特定的 3D 打印模型上进行了复杂手术的术前模拟，其中血管由变形材料制成，可以进行夹紧、缝合和吻合[40]，术者认为模型制作十分逼真，使手术模拟效果达到最佳。此外，用逼真的解剖结构进行术前训练增加了术者对手术的信心。总体而言，由于 3D 打印技术的精确性，目前可针对不同专业背景需求及每个患者特定的解剖结构实现定制化生产。

▲ 解剖模型的生产

目标解剖区域（即腹腔、颅骨、胸部或其一小部分）的 3D 虚拟重建可以从同一患者的放射成像数据集打印，以匹配相应的 3D 打印模型[19，41]。除了配合手术目的，该平台还能帮助探究目标解剖结构本身。在某些情况下，问题可能是如何到达深层解剖位置，特别是当它被限制在一个小空间或被周围复杂结构包围时。在其他情况下，术式的限制或患者的病情复杂可能会给如何决定最简单、痛苦少和最有效的手术方式带来挑战。例如，在微创手术中使用这些 3D 打印架构可以帮助确定套管针的最佳配置，或制定技术解决方案，以提高目标区域的曝光度，即使在模拟环境中也是如此。

▲ 手术设备

3D 打印的对象几乎没有限制，这为其广泛应用铺平了道路。骨骼重建手术尤其如此，不仅因为骨组织的坚固性可以通过 3D 打印轻松复制，还因为许多常规使用的方法和设备（如植入物、假体或手术器械）用 3D 打印是理想的。除了患者特定的形式外，这些还可以用来代替相应的标准模型。迄今为止，3D 打印已经应用在许多形式的模型、地图、夹具和其他轮廓形状的仪器中，用于支持基本操作步骤：在预定的深度和位置进行骨钻孔、螺钉或其他固定装置的长度估计、置于适当位置的轨道和角度等[16，30，42]；还可以用 3D 打印制作永久性植入材料[30-31]。与传统假体相比，3D 打印技术可以按照患者解剖结构进行假体设计使两者完美适配。精确的曲率或对称性确保高匹配度，尤其是在审美方面。实际上，这种高度个性化的植入物可对可识别的部分（如头骨、面部或四肢）进行精确、逼真的重建，这对患者来说是不可或缺的社会效应[30，31]。然而，考虑到潜在的不利影响，植入物与解剖结构的匹配度越高，实际结果越好。适应性差可能导致持续的术后疼痛，或关节置换或重建手术后的运动功能障碍。

此外，除了用作植入物替代患病组织，这些定制装置还可用作精确的原型或支架，模制其他形式的假体材料再移植给患者[30-31]。3D 打印支架还被研究用于开发由基质细胞迁移产生并分布在 3D 支架结构内的生物组织植入物[30-31，43]。这种新的 3D 组织打印及细胞 3D 打印（生物打印）的最终目标是构建活的组织，但仍处于早期研究阶段，根据初步的文献资料可以预期到振奋人心的前景[16，30-31，43]。同样，一些学者已经提出打印整个器官的理念，但困难在于生物打印过程中需要使用多种类型的细胞和复杂脉管系统以维持组织活性，因此实现起来似乎更加遥远。

医疗／外科培训和教育中的无形沉浸式媒体

扩展现实（extended reality，XR）（AR/VR/MR）在外科领域或一般医学领域的所有应用旨在为外科医师 / 医师提供完成目标所需的信息。这些信息旨在提高他们的操作、决策或理论技能，从而使他们能够完成任务。因此，以某种方式，XR 本质上是医疗保健领域的培训 / 教育工具。因此，本章将在外科教育和培训的背景下探讨 XR。在本章中，我们将不再描述技术和手段，而是介绍：①医疗 / 外科技术增强学习面临的挑战的概述；②目前在外科或医疗案例中实施 XR 的方式；③ XR 数字内容的新兴方法概述，即参与式设计和开发方法。

基于案例或问题的教学模式和其他小组培训框架，目前广泛用于医学教育[44-45]。模拟、未来案例示例和其他基于任务的学习情节也包括在内。医疗健康领域有种叫作虚拟患者（virtual patients，VP）的场景描述，其优势在于它们明确设计用于促进学习目标的完成，同时满足学生的标准操作和技能组合，以创建一个游戏信息丰富、媒体发达的学习环境。一个案例可以跨多个渠道进行探索，让学生练习他们的决策技巧，并在舒适、有趣的氛围中展示他们的决策效果[46]。VP 被定义为“用于医疗保健和医疗培训、教育或评估的真实临床场景的交互式计算机模拟”[47]。基于网络的 VP 与实际患者不同，是可重复的，因为它们被用作分支叙述[48]，在临床技能训练过程中几乎没有时间、地点和故障限制。医学生有能力阅读和实践他们在临床执业后期可能遇到的各种不寻常和复杂的疾病。由于案例结果的可重复性和大多数 VP 平台中出现的结构化验证评估规定，VP 已被认为是当代医学教育的一种有效且必不可少的教学方法。全球正朝着 VP 增长的方向发展，许多学术机构正朝着这个目标努力。VP 对医学教育的长期影响很早就得到了认可[47]，早在 2010 年[49-50]就引入了用于二次制作、再利用和可转移性的标准化解决方案，并采用了正式的标准（MedBiquitous VP 标准）；引入了一系列改良。例如，语义注释，以便可以重复使用 VP 内容；还有其他项目致力于一系列领域，包括老年护理[51]和技术强化，如虚拟环境[52-53]，或 VR 和 AR。

有些想法已经投入应用，其中之一是沉浸式实验室。虚拟实验室使用模拟和计算机模型，以及许多其他工具（如胶片）来帮助取代现实生活中的实验室体验。虚拟实验室可以包括几个交互式模拟：讨论板、视频演示，甚至是旨在协作使用的复杂模拟。这些项目鼓励自主、自定进度的学习（例如，重复内容、非工作时间学习）。这确保了学习者可以保持他们的主动性，并加深学习过程的参与感，而互动性使学生能够获得更高级的实验室技能，而不仅仅是学习内容。这种实验室方法掩盖了现代医学院课程的根本缺陷。最常见的是由于成本、时间或安全问题，学生培训无法使用实验室实践程序。有了理论理解，但没有现实世界中的临床和实验室知识，这使得医学生需要进行临床和实验室轮转的培训。

如前所述，这项工作的重点不是描述相关技术的前沿动态。对于医学 / 外科教育者和（或）技术人员来说，一个更有趣但更具挑战性的话题是 AR/VR 内容的可用性。正如早在 2021[54]年左右的财务曾经预测，沉浸式内容的制作成本高昂且耗时，娱乐行业可以接受数千万或数亿的成本，因为此类投资可以获得可持续的回报。在医学教育领域，投资回报并非总是如此；然而，根据市场规模，成本仍然很高[55]。昂贵的、最先进的解决方案通常可用于特定用例，但这些会产生大量开销，不是在初始购买时产生，而是用于更新和对此类定制解决方案相关的大量内容进行维护。

一种不同的、新兴的解决方案涉及参与内容设计和开发的方法。它涉及基于交互式医疗内容的 VP 模板的标准化用例。该模板的核心是对用户可选链接的描述或探索节点的树状导航。这个用例以基于网络的格式进行了尝试和验证，对于在 MR 或 VR 中的有效传输有许多要求：

（1）它需要一个在 MR 或 VR 中设计和实施的标准化流程。

（2）它需要一个相当具体的以用户为中心的共同创造的工作流程，以便技术人员和教育工作者之间的协作。

（3）极大地受益于使用有形的 3D 打印解剖道具，为学习者提供额外的即时性和可访问性。

在本章的以下部分中，我们将探讨在既往工作中运用的标准实现通道。Pickering 等[56-58]提出了一种路线图，是将上述组件融入一种有凝聚力的医学和外科教育内容开发方法，形成沉浸式、有形或无形媒体。

◆ 为 MR 医疗空间实施标准化通道

可以在设备最少的房间中运行模拟环境的 MR 空间是一个相当常见的用例，已在之前的作品中引入[52]。唯一需要做的就是添加打印图片。用户需要使用他们的移动设备探索这个空间。当扫描房间中出现特定的增强图像目标时，该界面为消费者提供了一个叙述性医疗事件，以检查他们的决策能力。在这种情况下，可能涉及时间敏感的程序，甚至物体接触。正如从移动屏幕上看到的那样，增强真实对象的数字对象可以相互交流、重叠或识别。由于现实世界中显示的数字资产会因用户交互而发生根本性变化，因此数字内容已经发展成为一种非常强大的讲故事工具。例如，在心脏病学案例中，一个人将能够通过移动设备获取模拟心电图信息，并获得有关特定患者案例的实时更新，这在真实世界中是显而易见的。

在执行方面，这样的案例遵循了一个已经在其他平台上使用过的有状态的解决方案[53]。简而言之，随着 VP 情节在 MR 世界中展开，当体验者在 VP 节点上移动时，程序逻辑通过节点跟踪进度，并显示内容和给予反馈。该材料的教学目标决定了该实施的生产平台。由于整体方法必须是可重复和可转移的，因此自定义程序引擎或独立 3D 解决方案不适合。对于部署，选择了结合 Unity 3D 和 Vuforia AR/ 数字眼镜界面的解决方案。这种生产环境融合了加速开发所需的易用性，以及本项目范围内所需内容形式和数量的灵活性。

该程序的后台使用具有 VP 再利用环境的高效数据库方案来适应这种用例。架构分为 3 个部分：VP 组件可帮助保存标识整个 VP 的连接、节点和案例；环境部分可帮助保存有关 3D 资产和生态系统配置的详细信息；这些组件在 3D 案例组件中组合在一起，从 3D 世界里出现的模拟案例中存储有意义的代表案例[53]。其他地方有此架构更详细的列表[53]。

此解决方案中使用了一个简单、低成本的 VR 设置，带有移动设备和低成本耳机，如 Google Cardboard。随着平台更新为更强大的 MR 平台（如 MS HoloLens），用例容量得到复合和转换。

▲ 故事化教育资源

首先，HoloLens MR 程序，代号为“HoloAnatomy”，是作为讲师的教学辅助工具而开发的。有此工具，我们希望构建一个全息“人体模型”作为解剖尸体，显示中枢神经系统的上行和下行通路。该场景的开发参考讲座的叙述。在讲师对该主题进行初步介绍之后，MR 应用程序将启动并投影给所有用户查看。引言以人体的简短图形展示开始，伴随着体细胞的颜色编码识别（定义为基于体细胞组织的胚胎节段起源的体细胞和自主神经支配的领域[59]）。

其次，可以看到人体的清晰展示，脊髓是唯一可见的结构。该应用程序允许用户选择脊髓、脑桥、髓质或中脑的特定部分。独立或集体用不同颜色编码，讲师可以从 4 个节段中选择其中之一的上升或下降的神经通路来进行展示。

最后，讲师可以使用大脑两个半球的分割视觉来说明每条通路通往大脑皮层的位置。还安装了一个演示面板，以便可以随时查看选定的结构。图 4.1 显示了 HoloAnatomy 混合现实应用程序的图形故事板。

▲ 开发方法

“HoloAnatomy”成长教育中心方法的支点偏离于需求获取、设计和开发的传统软件开发阶段。相反，它是一种迭代的跨学科方法，可让医学学科的开发人员和医学专业人士沉浸在数字资源的设计过程中。医学专家就医学问题对开发团队进行培训，以便工程团队能够预见到需要专家干预的潜在实施点。此外，工程团队让医学教育工作者熟悉媒体和实施平台，并反馈他们的技术缺陷和可能的改进之处，以便他们可以在迭代功能请求中做出更好的设计决策。由于这种参与式设计方法，HoloAnatomy 应用程序以迭代、增量优化的方式构建。此外，这个过程为讲师和参与的医学专家提供了有价值的、现实的数字知识，使他们在课堂上使用资源时尽可能有效。

▲ 最终申请的描述及其介绍

该应用程序是在 Unity 3D 中构建的，这是 Microsoft 选择的 Holo-Lens 部署环境。“HoloAnatomy”应用程序是在以教育为中心的迭代设计过程之后生成的，仅对演示文稿进行了轻微改进。图 4.2 提供了开发环境的代表性快照。

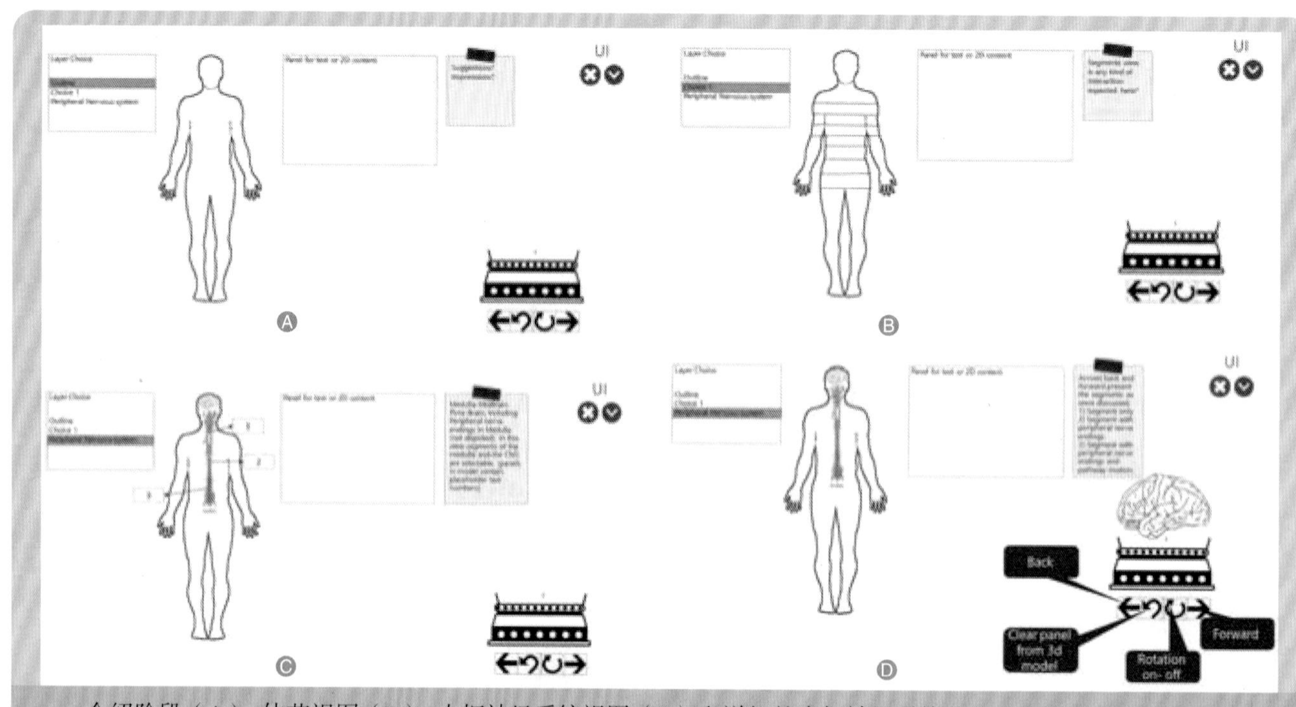

介绍阶段（A）、体节视图（B）、中枢神经系统视图（C）和详细的中枢神经系统节段（D）展示了相关通路

图 4.1　HoloAnatomy 混合现实应用程序的图形故事板

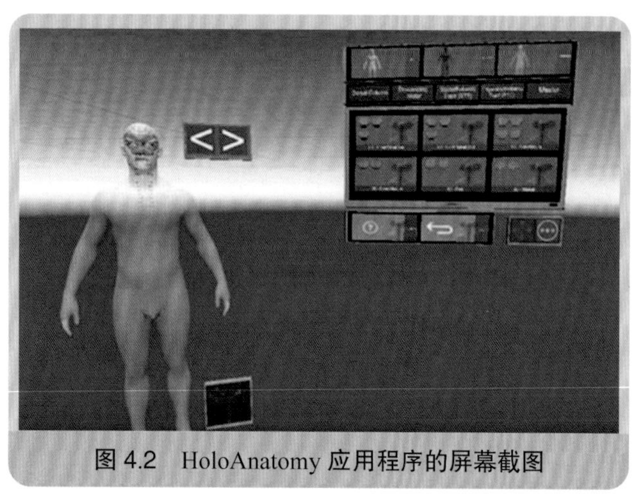

图 4.2　HoloAnatomy 应用程序的屏幕截图

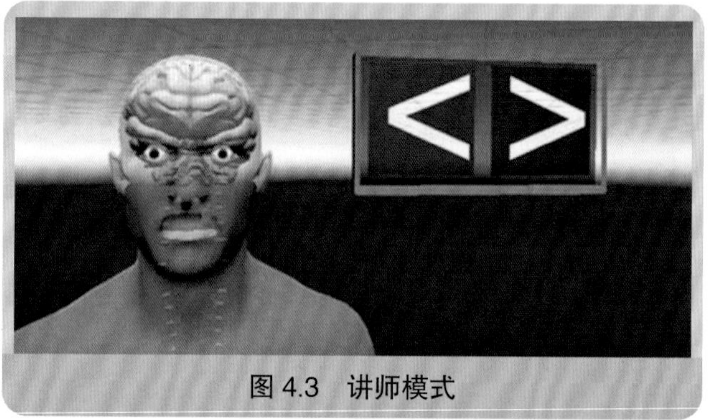

图 4.3　讲师模式

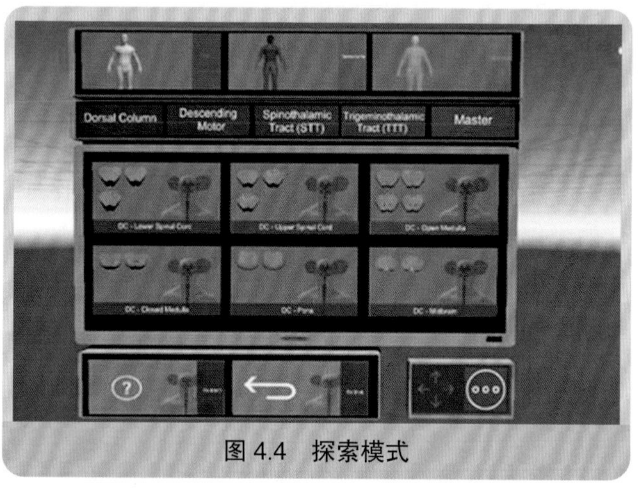

图 4.4　探索模式

除了两个例外，故事板的中心流程被保留了下来。讲师认为对脊髓每个部分的小组展示不够清晰，教师和学生对从整个解剖体到面板的过渡感到困惑。因此决定删除这部分，并将中枢神经系统的选定部分呈现在整个人体全息影像中。除此之外，讲师要求我们在应用程序中提供两种演示模式："讲师"和"探索"。第一个是线性的，箭头在应用程序的叙述中向前和向后传递，以便讲师可以专注于呈现内容（图 4.3）。

第二个将用于提问和辩论，讲师能够快速从一个主题切换到下一个主题并根据需要说明问题（图 4.4）。

◆ 提出共同创作的数字内容开发通道

共同创造的想法主要源于产品设计。通过客户参与而不是传统的统计调查途径来评估项目价值出价，该方法最初被称为价值共同创造（value co-creation，VCC）[60-61]。客户 / 用户在 VCC 中发挥着动态作用，与中心利益相关者合作（公司、开发商等）共同创造产品价值 [60，62]。附加价值的核心要素被定义为自力更生、联络、承诺和经验 [63]。当遇到问题时就像商品使用和整个价值分配链一样，VCC 不仅仅是这些组成部分的总和 [60，64]。根据市场营销分析 [65]，VCC 的两个要素，即使用效益和共同创造，有超过 27 种不同意义。VCC 在早期的文献中被重申为买方技能和实际合作企业客户产品共同创造的结合因素 [64，66-67]。最后的数字应链接到相同数字的参考文献。

在联合生产的背景下，联合创造随时为产品设计阶段的新项目提供修改意见 [68-69]。联合生产需要实际或间接的“与客户合作”[70-71]，以及对产品的建设性参与 / 服务配置过程 [72-73]。客户投资的形式可以是公司工作流程边缘的被动成员 [72]，也可以是专注于共享和学习公司技能和数据的动态中心成员 [74-75]。共同创造不仅是客户群体互动性的体力、行为、经验的投入，也是区别于传统价值只产生于企业内部而言的 [76]。共同创造 [77-78] 是行为者参与价值链网络的一组行动（财务、社会等）。它是通过合作 [79]、交易 [80-81]，以及共同资产参与价值创造过程来实现的 [82]。当客户以共同创作的形式投资资产时 [83-84]，主要利益相关者（公司、创造者）既能满足客户的要求，又能利用客户的专业知识来扩展公司。共同创造还可以使过程分散，而同时不损害各股东利益 [85]。这种方法可以帮助客户完全参与到共同创作过程中 [86-87]，一些研究将互惠主义、接受能力和非等级伙伴关系定义为共同创作的组成部分 [75，83]。由于对共同创造过程的广泛理解，研究 [61] 已将信息共享确定为共同创造有效性的最关键因素之一。

在医学教育领域，这种精确的专业知识交流被用于共同创造的努力。医学部门是医学教育材料的焦点群体，而该部门还具有需要纳入医学教育内容开发的专业知识。鉴于这一启发，本研究的目的是解释用于医学教育的共创数字内容生产通道的架构，使数字医学内容创造能够跟上日益扩大的医学意识。

上述方法和工具被简化为内容创造通道。如 Scrum 和敏捷开发系统 [88，89] 中所述，基于多个 Scrum 推送的程序和 3D 模型资源迭代的灵活调度将成为该技术的基础。详情如下所述。专门从事技术资源创造的专业人员（编码员、3D 设计师等）在本节中称为“开发团队”、“开发人员”或“工程团队”。主题专业人士和共同创造者。例如，医师、教师和其他医疗保健教育者将分别被称为“共同创造消费者”、“共同创造者”、“领域专家”。

▲ 准备和计划阶段

共同创造的用户对通道技术和工具的适应及接触发生在这一阶段。所有参与者将通过一个简短的研讨会的形式，了解如何使用共同创造基础设备和各自具体的职责。领域专家将不仅是通道中的共同创造者，而且是 Scrum 职位方案 [89] 中每个资源或资源社区的结构化产品所有者。因此，制作团队将能够在熟悉的位置上提供集中的反馈。

▲ 共创阶段

参与者获得共创设备访问权限，需要在规定时间内完成内容设计。用户将在共创期间获得技术人员的专业支持，该期间仍在原始材料准备阶段。

▲ 技术促进阶段

技术团队先创建适当的内容，然后经共创客户审核同意。这一阶段充满全新的、必不可少的资本建设。这意味着医疗 3D 设计师可以在线制作多个版本的 3D 模型，编程技术师将创建不受当前工具保护的交互模板。相应的产品所有者将对其进行审核，同意后才将启动资源集成到特定教学剧集中。

▲ 原型阶段

该资源已部署并正在调试中，这些工具的教学一致性将进行试运测，并通过与客户的焦点小组会议进行测试。在对资源进行下一步通道运行前，会发现错误、程序问题和材料问题。

◆ 用于实现通道的组件

▲ 无处不在的用例

医疗保健教育体验资源是叠加在每个真实空间（房间、礼堂等）上的模拟空间，为此目的，微软的 HoloLens[90] 等现代头戴式设备支持外部世界的空间可视化，从而在任何环境中实现无处不在的视觉信息应用。此外，Unity 3D[91] 等游戏开发框架的引入使单一开发多平台实施成为可能。具有可视数据结构（例如，Unity 3D 的可脚本化对象 [92]）的此类环境的可定制性是其向编辑工具转变的关键因素，即使是非技术用户也可以应用于此类独特用例和数据模型。

▲ 将医疗数据存储库与用户体验联系起来

结构化的信息级别建模用于将特定的医疗保健问题与适用的技术增强学习（technology enhanced learning，TEL）服务联系起来。这种建模方法需要使用现有相关分类法，对医疗环境进行简洁地定义，以及开发用户体验分类法，包括将用户界面和3D环境特征与用户体验（碰撞、按钮单击等）连接起来的层次结构。医学主题词系统分类法的MeSH.A和MeSH.E04分类法[93]包括医疗保健系统和实际领域之间分类学区别的示例。如果使用语义连接，医疗保健学习目标和上下文字段能轻松地与AR/MR服务中使用的资产相关联。这样的经验元素将被编码为一种更特别但更自洽的数据级建模方式，以促进语义丰富的后端，其中不存在正式的分类。

▲ 语义注释的可视化数据结构

此类项目的数据建模将基于以前在其他平台中使用的方法。使用基本的全状态、节点链接分支策略（基于AR、VR、MR展示），可以在任何3DV世界中应用故事场景[94]。可以使用相同的方法生成探索性教育环境，其中节点充当发现的基本阶段，而连接充当学习过程的每个阶段之间的开关（例如，通过按钮或位置触发器）。通用数据服务器是一个实体，包含许多可以通过编程方式操作的属性。这些3D模型示例带或不带动画、文字叙述或解释。通用数据服务器还将提供数据建模详细信息。例如，资产在特定教育资源中的功能、与其他相关工具的连接，以及3D资源的图形接触点（交集、关键点等）。当使用自定义或当前的分类法进行注释时，即使非专家也可以轻松使用此通用数据服务器（他们可以轻松地搜索此类资源的存储库，找到并探索它们，最后编辑叙述细节以适应他们的新目的）。对于非技术人员来说也能清楚掌握如何操作。用户将这些可视化工具拖放在一起，并使用预编程的规定在3D环境中直接传达它们之间的叙述或探索性联系。因此，一个完整的资源可以仅由共创用户制作原型，而无须技术帮助。当现有解决方案不足时，技术专家的任务是通过开发全新的3D资产，以及编码来自共创客户的未知的交互规范来促进该过程。

结论

以上对3D打印和虚拟资源的简要概述结合了相当新兴和雄心勃勃的愿景。3D打印已经发展为一种可行的解决方案，能快速创建定制模型以用于培训、植入或工具开发。然而，VR/AR正在变得多产，其受众足以从纯粹的技术人员转变为精通技术的受过教育的爱好者。对象扫描和CAD识别等技术在商业上可供开发人员使用（在撰写本章时，可通过Vuforia AR平台获得此类用例的广泛实现[95]），这正在为AR制作复杂的3D对象目标，并为复杂3D对象的数字增强提供前所未有的灵活性。这种成熟程度可以支持有形资源与无形资源的合并，以创建一个简单的、有形的、数字增强的、沉浸式的教育资源。这种技术集成可以带来可访问的高度功能化的资源，可重复使用、重复利用，并可广泛应用于现场、教室或实验室的教育、培训和手术协助。

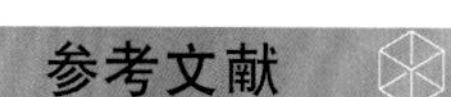

参考文献

第五章

3D 打印与胰腺手术

Kleanthis E. Giannoulis, MD, FRCS, FEBS[1], Lazaros Tzounis, PhD, Diploma Engineer[2], Petros Bangeas, MSc[3]

[1] Associate Professor of Surgery, Aristotle University of Thessaloniki, Thessaloniki, Greece

[2] Department of Materials Science & Engineering, University of Ioannina, Ioannina, Greece

[3] Doctor, Academic Researcher, 1st Surgery Department, Papageorgiou Hospital, Thessaloniki, Greece

译者：彭剑波

审校：何明丰、何利雷

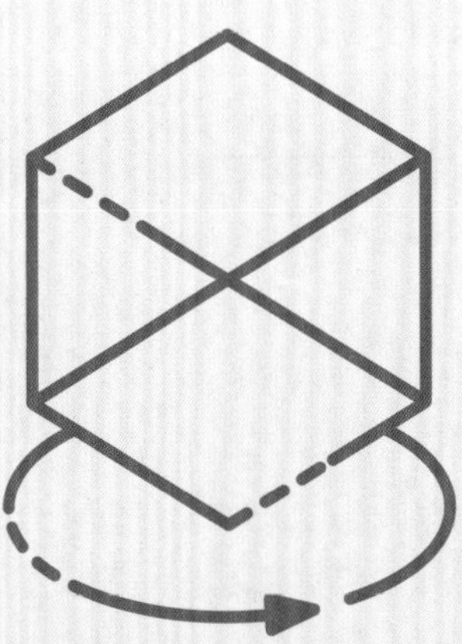

引言

每名外科实习生，在实习生涯中首先学习到的，也是最重要的一条原则，就是："能吃就吃，能睡就睡，离胰腺远点！"前半句不难理解，因为在实际的现代外科培训中，实习生们在其梦寐以求的外科事业之初，就已经在高强度的工作压力下精疲力尽了。但是，为什么要单独提到胰腺？是什么让它在手术治疗中如此危险？

下面我们将简要回顾胰腺的解剖特点、手术中存在的障碍，以及目前取得的进展。许多外科亚专业的进步，得益于多探头 CT、3D 成像和 3D 打印的发展。在现代医学中，这些技术的影响力逐步扩大，它们在胰腺手术升级、有效性提升和减少术后并发症等方面的应用也指日可待。也许，胰腺被创造出来，并把它放在这样一个棘手的器官毗邻关系中，是希望外科医师通过 3D 打印模型不断训练，从而得到足够的模拟经验。增材制造带动胰腺手术发展的时代已经来临，其在胰腺疾病诊断和系统治疗领域的重大胜利，将惠及全世界数百万名患者。

解剖学

胰腺位于腹膜后深处，以"手术死角"被众所周知。它横跨在腰椎前方，大致与幽门水平持平。它可以分为 4 个部分：头部、颈部、体部和尾部。胰头被十二指肠所包围，并向左发出钩突，钩突延伸至胰颈后肠系膜上血管后下方。胰体逐渐变细到尾部，延伸至脾门。

胰腺后方由下腔静脉，以及胰颈后的肠系膜上静脉和脾静脉汇合而成的门静脉、腹主动脉、肠系膜上血管、膈肌环、腹腔神经丛、左肾和肾上腺组成。在胰腺前方的是由胃组成部分前壁的小网膜囊。脾动脉沿胰腺上缘起伏，而脾静脉则在脾动脉后方伴行，并在十二指肠旁隐窝的下方、Treitz 韧带的旁边与肠系膜下静脉汇合。

胆总管在胰头后方经过，通常在其侧边形成一个切迹。然而，胆总管也偶尔穿过胰头，与主胰管汇合，并汇入十二指肠降部。

胰头与十二指肠的动脉供应是共同的，来自胰十二指肠上动脉（发自胃十二指肠动脉）和胰十二指肠下动脉（发自肠系膜上动脉）。胰腺的其余部分由脾动脉的分支供血。来自胰头和钩突的静脉血汇入胃网膜右静脉和胰十二指肠前－后静脉。它们共同形成开口于肠系膜上静脉右侧的胃结肠干（Henle 干）。来自胰腺体尾部的静脉以多个小支在胰后上部汇入脾静脉。

胰的淋巴沿着胰腺上下淋巴结注入，如幽门下、门静脉、肠系膜、结肠系膜和主动脉淋巴结。在脾门、脾动脉和胰尾部周围也有淋巴结。

胰腺的神经分布十分丰富。胰腺神经将痛觉和内脏信号传递到腹腔神经丛。内脏的大神经、小神经和最小神经通过节前传出纤维经过交感神经链形成腹腔神经节，为腹腔神经丛提供节前输入。副交感神经来自左右迷走神经干。腹腔神经丛在腹腔干和肠系膜上动脉的起源处形成。

从宏观上看，腺体呈分叶状，被一个细小的囊状结构所覆盖。小叶由上皮分泌细胞的腺泡组成，小叶又由分支胰管汇入主胰管。胰腺腺泡之间是分泌激素的胰岛。主胰管偶尔不在 Vater 壶腹部与胆总管汇合，可单独开口于十二指肠。副胰管从胰头的上部形成，并在主胰管的前方穿行，汇入十二指肠的降段。副胰管通常与主胰管相通，但有时不存在。

胰腺手术的发展

2018 年全球有 46 万名胰腺癌新病例，成了男性第十二大最常见的癌症，女性第十一大最常见的癌症。在美国，2019 年预计有 56 770 人（29 940 名男性和 26 830 名女性）被诊断为胰腺癌，同时预计有 45 750 人（23 800 名男性和 21 950 名女性）死于胰腺癌。到 2030 年，胰腺癌预计将成为第二大常见的致死癌症。尽管在诊断和治疗胰腺癌方面取得了进展，但是在接下来的几十年里胰腺癌的死亡率预计仍将急剧上升[1]。

在癌症初期，手术是治愈的唯一希望，但只有 15% ~ 20% 的初诊患者适合接受手术。术后中位生存时间小于 20 个月，5 年生存率约为 20%，只有约 10% 的患者在 10 年后仍然存活[2]。尽管最近取得了进展，但即使在符合手术条件的患者中，长期存活也是罕见的[3]。

然而在几十年前，由于致命的手术预后，胰腺切除被人认为是不可能的事情。后来，在胰腺癌死亡率得到改善时，长期生存率也只接近 30%。现在，胰十二指肠切除术是最常见的胰腺手术类型，其在手术例数较多的中心（每年超过 19 例）可以安全进行，死亡率低于 2%[4]。

胰十二指肠切除术能发展到现在的形式，都是由外科发展史中的几位巨头努力促成的。这种艰巨的手术类型需要充分的外科培训和优秀的手术技能。下面列出了胰腺切除术演变过程中的一些重要的外科医师、手术和日期。

1898 年，Alessandro Codivilla 首次报道了对胰腺癌患者进行的胰十二指肠切除术。他切除了患者的部分胰腺、十二指肠、远端胃和胆总管，并通过 Roux-en-Y 胃空肠吻合术和胆囊空肠吻合术实现重建，但没有吻合胰腺残端。最后患者在 18 天后死于恶病质和腹泻[5]。

1899 年，William Halsted 通过切除部分十二指肠和胰腺，首次成功切除了壶腹癌[6]。

1912 年，Walther Kausch 进一步切除了更大部分的十二指肠和胰腺。由于当时的观念限制，他没有完成十二指肠切除术，而是进行了胰腺十二指肠吻合术[7]。

1935 年，Allen Whipple 报道了第一批通过分两阶段切除十二指肠和很大部分的胰头来治疗壶腹癌的病例。在 3 名接受该手术的患者中，第一名患者在术后第二天死于吻合失败，第三名患者存活了两年后死于肝转移[8]。Whipple 也因为最初报道完整的胰头和十二指肠的一期切除术而被大家熟知。在为一名幽门溃疡的患者进行手术治疗时，Whipple 观察到患者的胰头也有一个肿瘤[9]。他继续为这位患者做了远端胃切除术、肿块切除术和胆道十二指肠造口术。除了这一位患者，他都为后面的患者进行了胰腺重建。

William Longmire 在 1977 年重新提出了一个概念：保留幽门的胰十二指肠切除术可以控制胃切除术后综合征。它最初是由 Kenneth Watson 在 30 年前提出的。尽管在早期人们都质疑该手术的根治性和肿瘤学安全性，但事实证明它与传统的胰十二指肠切除术同样有效，而且还具有手术时间短、失血少、提高长期生存者生活质量的优点[10-11]。

1994 年，Michel Gagner 进行了第一例在腹腔镜下保留幽门的胰十二指肠切除术。他报道了一位局限于胰头部的胰腺分裂症和慢性胰腺炎的患者的情况。在接下来的几年里，世界各地的中心陆续出现了许多远端胰腺切除术和胰十二指肠切除术治疗肿瘤的成功案例[12]。

由于技术操作复杂、学习曲线长、费用较高，以及对术后并发症和肿瘤学安全性的担忧，腹腔镜胰腺手术的认可度并不高。对于胰腺切除手术来说，腹腔镜手术比起开腹，更具有帮助患者减少组织创伤和失血、减少对镇痛剂的需求、加快术后康复的时间，以及减少住院时间的整体优势。与开腹手术相比，腹腔镜术后出现胰漏和胃排空障碍等并发症的概率并不高。而对未诊断出肿瘤转移的患者来说，腹腔镜探查可以避免不必要的开腹手术。此外，类似于其他胃肠道恶性肿瘤，采用腹腔镜胰十二指肠切除术治疗胰头癌和壶腹周围癌的患者总生存率和阳性切缘率与开放手术相近[13]。

Pier Giulianotti 报道了第一例机器人胰腺切除术，3 年后他继续报道了个人完成的 13 例机器人胰腺切除术案例。机器人手术代表着微创手术领域的最新发展[14]。它在 20 世纪 90 年代首次应用于军事和重大灾难，并被称为远程交互外科手术。它继承了腹腔镜手术切口小、失血少、住院时间短、恢复快等优点。此外，机器人平台提供了一个更好的全高清 3D 视觉体验，改善了手眼协调的问题。与腹腔镜相比，它还减少了器械震颤，减轻了支点效应，提供了 7° 的器械自由度，让手术能更容易和精确地在体内操作。人体工效学的改进给外科医师提供了一个舒适的坐姿从而可以进行长时间的手术，减少了医师的疲劳，提高了手术的精确度。

目前在手术机器人市场领域独占鳌头的是达芬奇外科系统（直觉外科，美国加利福尼亚州桑尼维尔）。它由 3 个基本要素组成：①手术控制台，外科医师戴着 3D 面罩，并使用仪器控制接口（Endos 腕技术，加利福尼亚州桑尼维尔，美国）；②带 4 个关节臂的患侧推车（再现手术场中的手术操作）；③视觉控制单元。

迄今为止，最大规模的机器人胰腺切除术报道是 250 例，这大部分是胰腺癌患者。据报道，在高胰腺手术例数中心，机器人胰腺切除术的 30 天和 90 天的死亡率分别为 0.8% 和 2.0%，其总体术后死亡率与开腹、腹腔镜手术相当。有 6% 的病例需要接受中转开腹手术治疗。同时，也有报道称，机器人胰腺切除术比腹腔镜切除术能达到更好的肿瘤学结果，主要是切缘阴性率更高和清扫淋巴结更多[15-16]。

然而，受限于高成本、机器人平台的可用性、手术培训与患者同意等问题，目前依旧缺少多中心随机对照试验数据来支撑机器人胰腺切除术的有效性。现有的机器人胰腺手术相关研究的证据水平较低，其主要基于单一机构（通常是单一的外科医师）系列研究，患者选择有偏倚。随着机器人技术的不断改进，这种情况在未来可能会得到改善，它会以更低廉的价格和更容易操作的特点出现在医疗应用中。

早期诊断和新辅助治疗的发展也有望进一步改善胰腺癌的治疗效果。外科培训和外科技术的发展也同样值得期待，或许说，随着3D打印技术的应用，外科医师在开始实际手术之前，就能够在培训机构中对特定病例的精确解剖模型进行安全的模拟手术练习。

胰腺手术中的技术性思考

胰腺手术主要是为了解决胰腺癌和壶腹周围瘤。最近公布的一项荷兰全国性审计纳入了2014年和2015年期间接受胰腺手术的所有患者，并对其进行了前瞻性研究。在总共2107名接受胰腺手术的患者中，约85%进行了胰腺切除手术。其中，约46%是女性，54%是男性，近21%的人年龄超过75岁。在接受胰腺切除术的患者中，近76%进行了胰十二指肠切除术，18%进行了远端胰腺切除术。他们中大多数患有胰腺癌（39%）和壶腹周围（远端胆管、十二指肠、壶腹）癌（25%）。其他接受手术的原因还包括胰腺神经内分泌肿瘤（9%）、导管内乳头状黏液瘤（8%）和慢性胰腺炎（3%）。类似的结果也出现在美国人口胰腺手术登记处，包括监测、流行病学和最终结果计划（The Surveillance，Epidemiology，and End Results，SEER）和美国外科医师学会国家手术质量改进计划（American College of Surgeons National Surgical Quality Improvement Program，ACS-NSQIP）[17]。尽管个体研究的患者和医院数量大大增加，但全国覆盖率低于100%，发布的结果也一直没有更新[18]。

除了胰十二指肠切除术、远端和全胰腺切除术外，胰腺手术还包括治疗慢性胰腺炎的胰腺引流术、中段胰腺切除术、保留十二指肠的胰头切除术、急性胰腺炎的坏死组织清除术、胰腺内分泌肿瘤的局部切除术、治疗壶腹癌的壶腹切除术、胰腺创伤手术治疗和胰腺移植。胰腺手术最好在手术例数较多的中心、由经验丰富的外科医师进行，这样才能获得最佳的短期和长期效果。由于这些胰腺手术大多数是在癌症患者身上进行的，多学科的评估和随访也是同样重要的，这样可以确保针对个别患者及其疾病的手术和其他治疗方法的应用是正确的[19]。胰腺手术在技术上具有挑战性，很难获得好的效果的主要原因包括胰腺的生理作用、解剖特点，以及其与腹腔血管和肠系膜上血管的密切关系。尤其在胰十二指肠切除术中，胰腺的质地和胰酶会危及胰腺空肠吻合或胰胃吻合重建的完整性，使手术容易失败，引发威胁生命的并发症。

胰十二指肠切除术改变了胰腺、上消化道和肝外胆道系统的解剖结构，使胰腺外分泌物和肠道肠激酶之间发生不合时宜的激活，而这产生了一个巨大的风险，因为从胰腺残端漏出的活性胰酶可能会引起严重的并发症。此外，胰腺质地软和小胰管使术中操作变得困难，容易导致胰腺和空肠或胃之间的缝合吻合口开裂。在严重的情况下，激活的酶可以消化周围的结构，引发严重的炎症、胰腺残端和胰腺周围组织的液化，这些可能导致吻合口破裂，形成瘘管，以及导致在腹腔内几乎任何地方的液体聚积和脓肿[20]。胰腺术后胰瘘（postoperative pancreatic fistulas，POPF）是胰腺手术后死亡率的主要原因。目前公认与POPF相关的预后因素有胰腺质地柔软、胰管直径细（< 5 mm）、除胰腺癌或慢性胰腺炎外的疾病病理类型，以及术中失血过多（输血超过2个单位）。上述这些因素构成了“胰瘘危险评分”（fistula risk score，FRS），这是一个预测胰十二指肠切除术后POPF的有效评分系统。其他高危因素还包括年龄和男性性别、术前营养不良、中心性肥胖和术中输液过多[21]。与外科医师有关的因素包括手术时间长[22]、胰腺实质残余体积增加[23]、血管或多器官切除、吻合类型或胰腺残端处理，以及术前使用血管支架。

发生POPF轻则出现胃排空功能障碍，重则导致脓毒性休克、大出血、多器官衰竭和术后死亡。POPF的发生率为13% ~ 41%。胰十二指肠切除术的POPF发生率较小（13%），远端胰腺切除术的发生率较高（30%），而中段胰腺切除术后的发生率是最高的（41%）[24]。POPF是胰腺手术后死亡的主要原因。最早被广泛接受的POPF定义为“术后大于或等于3天，任意量的引流液中淀粉酶浓度高于正常血清淀粉酶浓度上限3倍以上”。这是由375名外科医师组成的国际工作组在2005年确定的，该工作组还提出了一个分级系统，其后来又进行了修订。POPF 分级系统将具有相对轻微的临床综合症状（生化漏）的患者与其他具有直接与术后胰漏有关的临床性发展 / 条件的 POPF 患者（B 级和 C 级）区分开来 [25]。B 级 POPF 患者一般需要医疗或微创干预，而 C 级 POPF 患者病情危重，患有脓毒症和器官衰竭，需要再次手术，并且经常死于并发症。这个分级系统也已经成功地评估了与其他非 POPF 并发症、治疗费用、住院时间和在重症监护室的停留时间有关的情况 [26-27]。

早期诊断、及时转诊可以改善手术治疗的胰腺疾病患者的预后；而谨慎细致的术中操作则可以降低围手术期的死亡率。同样重要的还有预防并发症的发生，并在并发症发生时进行早期诊断和有效的处理。高比例的肿瘤根治性切除、适当的新辅助化疗和辅助治疗进一步改善了癌症患者的长期生存。据报道，在亚洲国家，治疗癌症的胰十二指肠切除术后的死亡率很低。韩国和日本的全国性研究报告显示，其院内死亡率分别为 2.1% 和 3.3%。在欧洲和美国 [19，28]，最近荷兰的研究报道的死亡率为 4.1%，德国为 7.7%[17]，美国为 2.9%[29]。在过去的 10 年中，术后死亡率普遍下降，大家认为主要的原因是胰腺手术的集中化 [18]。尽管胰腺术后病死率有所下降，但在胰十二指肠切除术中，仍有 25% ~ 30% 的死亡率 [30-31]。术后高病死率无疑成了总体治疗效果差和治疗费用高的原因 [17，32]。

胰肠吻合术是胰十二指肠切除术的“阿基里斯之腱”，而胰腺残端渗漏是远端胰腺切除术死亡的主要原因。由于其严重的后果，人们做出了巨大的努力来降低胰腺残端渗漏发生。许多研究、随机试验和荟萃分析都集中在预防 POPF 的各个方面。然而，目前还没有任何一种手术技术被证明可以降低 POPF 的发病率。到目前为止，在世界各地的不同中心和胰腺外科医师之间，手术技术存在着很大的差异。

胰腺空肠吻合术是胰十二指肠切除术常用的胰肠吻合类型。许多随机研究中已尝试比较端对侧、端对端、导管对黏膜、套入式吻合技术的效果。然而，由于在 2005 年之前没有统一的 POPF 定义，很难比较它们之间的胰瘘率 [25]。另外，有基于随机研究的荟萃分析比较了导管对黏膜和套入式胰腺空肠吻合术，表明了两者间的 POPF 发生率没有明显的总体差异。最近的一项随机研究同样显示了导管对黏膜和套入式胰腺空肠吻合术发生率没有差异，但该研究显示，在胰腺质地软的患者中套入式吻合技术的 POPF 发生率明显降低（10% *vs*.42%，$P = 0.010$）[33-35]。

胰胃吻合术通过灭活胰酶，以及在酸性胃环境中没有激活肠激酶的胰蛋白酶，理论上减少了 POPF 风险，成了替代胰腺空肠吻合术的不错选择。一项多中心随机研究证实了胰胃吻合术后 POPF 的发生率较低，但总体术后并发症和死亡率在各研究组之间没有明显的差异。一项最大型的多中心随机试验的胰十二指肠切除术中，胰胃吻合术和胰腺空肠吻合术之间的 POPF 发生率没有明显的差异（20% *vs*.22%，$P = 0.617$）[36]。有趣的是，尽管胰胃吻合术患者术后出血率、围术期脑血管事件发生率较高，但他们并不需要长期补充胰酶，且与生活质量相关的指标也有一定的改善。最近的一项纳入 8 组随机研究的荟萃分析，基于 1200 例接受胰十二指肠切除术的患者，对胰胃吻合术和胰腺空肠吻合术进行了比较，分析发现胰胃吻合术后的 POPF 发生率和严重程度有明显降低 [37]。然而，在一项对 58 名接受中段胰腺切除术患者的回顾性研究中，胰胃吻合术与 POPF 的发生率和严重程度明显升高有关，因此研究者建议对老年患者进行胰腺空肠吻合术，以改善中段胰腺切除术的效果 [38，39]。

一项对接受胰十二指肠切除术患者进行的小型回顾性研究中，用吻合器闭合胰腺残端并避免在术后进行胰肠吻合在临床上可显著地改善 POPF 发生率（仅为 13.6%）。笔者认为，由于没有肠激酶介导的胰腺酶激活，来自闭塞的胰腺残端瘘比吻合口开裂有关的瘘危险性小。他们建议对手术高危老年患者（> 65 岁）进行闭合胰腺残端，以减少与传统胰腺吻合口有关的发病率。这个想法得到了一些人的支持，但在随后的随机研究却没有发现它的优越性 [40，41]。同样地，在胰十二指肠切除术或局部胰腺切除术后，采用纤维蛋白密封剂和丙烯酸胶来降低 POPF 的发生率，也没有带来明显的临床有效性 [42]。最近的一项荟萃分析利用纤维蛋白密封剂和丙烯酸胶有减少术后出血和腹腔内积液的趋势，但在死亡率、伤口感染、重新干预、住院时间上与对照组没有区别 [43]。

Kausch-Whipple 手术最初由 Kausch 先完成，随后 Whipple 对此进行了改进并正式报道，此后 40 年它成了标准的胰十二指肠切除术。后人在此基础上保留幽门，改进手术，旨在避免不必要的胃切除，但是缺乏充分的肿瘤学证据和长期预后结果。一些随机研究和荟萃分析，其中包括最新的 Cochrane 荟萃分析，验证了保留幽门的胰十二指肠切除术和标准胰十二指肠切除术之间在死亡率、病死率和生存率的相似性。然而，保留幽门的胰十二指肠切除术容易导致胃潴留，但在手术时间、术中失血量和输血需求上明显优于标准胰十二指肠切除术。胃潴留的定义是：每天从鼻胃管中吸入＞500 mL残留胃液（连续10天以上），需要重新插入鼻胃管，或术后前14天之前不能经口摄入足够的饮食[11]。无论运用哪种重建类型，9%～37%的患者在胰十二指肠切除术后都会出现胃潴留。在保留幽门的胰十二指肠切除术后，推荐使用结肠前十二指肠空肠吻合术作为重建技术，以降低胃潴留的发生率[44]。然而，最近的一项荟萃分析比较了胰十二指肠切除术后的十二指肠和胃残端重建技术，却发现两者在包括胃潴留的一些结果上没有显著差异[45-46]。

胰头癌手术前对有黄疸的患者进行胆汁引流可能会增加并发症的发生率。这一项操作最初是以经皮、经肝的方式进行。尽管早些时候这一项操作被推崇，但后来的荟萃分析却揭示了它不佳的总体效果。随着内镜方法和技术的进步，短期聚氨酯支架也引入了门诊[47]。一项多中心的随机研究将患者随机分配到早期手术组或内镜引入的塑料支架进行4～6周胆汁引流后进行手术组（引流组），结果显示相比于早期手术组，引流组出现明显较高的严重并发症发生率，但两组在术后死亡率、住院时间或长期生存率方面没有差异。随后的一项荟萃分析通过纳入6个随机研究的520名主要患有恶性疾病的黄疸患者（每项研究的癌症发生率为60%～100%），比较了术前胆汁引流与外科手术，发现两者取得了相似的结果，所以常规术前胆汁引流的安全性并不成立[48]。在研究试验的范围之外，术前引流只适合用于有肝脏和（或）肾衰竭，以及相关凝血功能障碍的患者[49]。另外，金属支架使用起来更安全，且不易发生并发症，在新辅助治疗下，应考虑使用金属支架[50]。

多年来，旨在增加胰腺癌手术的根治性和延长患者生存期的淋巴结清扫术的发展一直存在着很大争议。虽然标准的淋巴结清扫术是切除胰腺周围的淋巴结群，但是根治性淋巴结清扫术还包括清除主动脉旁和腹腔干旁淋巴结，偶尔也包括肝十二指肠韧带和胰腺周围淋巴结[51]。尽管有一些小型研究发现淋巴结清扫术能带来令人鼓舞的结果，但许多随机研究却发现扩大的淋巴结清扫术并没有带来术后生存优势。最近一项纳入两个前瞻性随机研究的荟萃分析表明，胰十二指肠切除术中扩大淋巴结清扫延长了手术时间，增加了输血和总体并发症的发生率，因此并不利于长期生存[52]。

发生在胰头和钩突的肿瘤经常会延伸到腹膜后组织，并围绕着近端肠系膜上动脉，生长在肠系膜上动脉的后面和左肾静脉之上。在这种情况下，肿瘤常常侵入动脉周围的神经丛和淋巴管，这标志着局部进展，也是生物学上侵袭性肿瘤的表现。动脉壁广泛浸润，特别是它延伸到内膜，使得肿瘤无法切除。通过多探头CT进行术前分期以确定可切除性的准确性很高，在正常情况下接近95%。然而，在接受新辅助治疗后，其对不可切除性的阳性预测值下降到25%[53]。行胰十二指肠切除术的R1切除胰腺癌（显微镜下内－后侧横切边缘残留）预后较差[54]。R2切除胰腺癌（显微镜下切缘残留）比化放疗的预后更差。交界性可切除胰腺癌的解剖学定义描述了具有高切缘阳性率（R1或R2）的高风险肿瘤[55]。来自手术例数较多的中心的数据表明，在最佳的病理处理下，60%～85%的胰腺切除标本来自R1切除[56，57]。

Akimasa Nakao于1993年首次报道了孤立性胰腺切除术的技术，这是在胰十二指肠切除术的“不归点”——横断胰腺颈之前采用肠系膜上动脉（superior mesenteric artery，SMA）入路的首例报告[58]。肠系膜上动脉和静脉从横结肠系膜底部的空肠系膜中分离出来，使用门静脉和股静脉之间的抗血栓旁路导管来保留门静脉循环。该手术方法有利于早期分割胰十二指肠下动脉，同时便于沿肠系膜上动脉进行细致的解剖，使得在114例连续行胰十二指肠切除术的患者中，有80例可以进行根治性切除并重建任何受影响的血管，围手术期的死亡率仅为9.6%。2010年，“动脉优先”这一术语被用以描述利用钩突优先入路（uncinate-first approach）肠系膜上动脉的手术方法。这一方法便于早期横断肠系膜，并从侧面对肠系膜上动脉进行彻底的软组织清理[59]。对于经常需要进行静脉切除和重建的局部晚期肿瘤患者来说，这种方法可以达到良好的止血效果和较短的门静脉闭塞时间。最近的一项荟萃分析表明，“动脉优先”的胰十二指肠切除术可以减少失血量和输血需求，减少POPF和胃潴留率[60]。尽管“动脉优先”入路的1～3年总生存率优势并不明显，但它的局部和远端复发率更低[61]。

胰腺手术的培训

传统的外科培训包含在医院范围内有适当的组织、人员和设备环境，并进行多年和长时间的实习培训。正如 William Halsted 在一个多世纪前（1904 年 6 月）在耶鲁大学发表的医学年度演讲中所说，成功完成培训后，住院实习生应该能“在任何紧急情况下，进行外科领域内已知的任何手术”。他继续补充道，而这段艰苦的培训期并不适合“那些很快就对其专业研究感到厌倦的人”。

自从这种培训模式实施以来，医学知识的进步、技术的发展、社会态度和公众的期望决定了外科实习生的一些变化。外科实践受到了专科和亚专科发展的影响。如今培训已经发展到在相对较短的时间内培养出能为患者及其个人需求、社区和学术机构提供最好的护理水平的外科医师。很清楚的是，在拥有必要基础设施的医院里的大量有经验的外科医师会为复杂的外科疾病患者提供优质护理。胰腺外科亚专科通常与肝胆外科培训相结合，以研究员（fellowship）项目计划的方式提供给成功获得普通外科认证的学员[62]。其他胰腺手术培训的途径还有肿瘤外科或移植手术的亚专业。然而，这些培训课程是多变的，不同项目的时间长度为 1 ~ 3 年。由肿瘤外科协会、美国肝胆协会和美国移植外科医师协会主办的共识会议确定了培训要求的最低手术数量和质量评估指标，并提出了对手术和非手术技能的格式化监测。在不同的项目中，受训者作为第一外科医师必须要完成的胰腺大手术数量为 15 ~ 25 例。另一项研究记录了全球范围内评估肝胆外科研究员（fellow）培训的巨大差异性。许多参与研究的中心存在着结构化和标准化建议的重大差异[63]。大多数由研究员作为主刀医师进行的手术涉及非肝胆外科病例，而在世界各地的中心，研究员协助和执行的手术之前的比例高达 80%[64]。

在美国，超过 3/4 的外科医师希望专攻胰腺手术，并完成亚专业的研究。普通外科医师追求肝胆外科研究培训，以填补他们在复杂的胰腺和肝胆外科手术方面上不足的手术经验[65]。大多数外科住院医师在普通外科培训期间进行的胰腺大手术不到 12 次，而肝胆外科亚专业通常是通过高手术病例中心专家团队和领导者的培训来实现。尽管效果很好，但 20 年前，在治疗 11% 的胰腺切除术患者的医院中，只有 10% 是手术例数较多的中心[66]。此后，医疗保健的改善使得手术例数较多的中心的数量，以及每个中心每年进行的胰腺切除术的数量大大增加[67]。在手术例数较多的中心进行手术的胰腺癌患者总数也成倍增加，目前在美国的某些地区，超过 50% 的患者在手术例数较多的中心接受治疗，20% 的患者在中等手术例数较多的中心接受治疗[68]。

除了手术经验增加这一优点，在手术例数较多的中心进行胰腺大手术后还有着更好的结果和较低的死亡率，而这可能是由于医疗和护理人员早期发现并发症并成功治疗的能力提高了。有趣的是，尽管据报道胰腺大手术后的并发症发生率相似，但在总体死亡率高的医院，其严重并发症后的死亡率几乎是手术例数较多的中心的 2 倍。一个可能的解释是，手术例数较多的中心通常采用微创介入放射学和内镜技术来处理并发症，这减少了再次手术，以及随后引起死亡并发症发生的概率[69]。在任何医院，介入放射学服务的可用性都与重大胰腺手术后较低的围手术期死亡率有关。此外，癌症患者胰腺切除术后疗效的改善，也可能与新辅助治疗和辅助治疗有关[70]。多模式治疗有助于改善长期疗效[71]。

微创胰腺手术在世界各地的应用日益增多，但目前还没有全球性的标准化建议或正式的培训项目。有报道称，微创远端胰腺切除术可使癌症患者获得更好的疗效，然而这一说法目前缺乏随机研究的证据支持[72]。除了术后住院时间减少这一点外，倾向指数匹配的研究并未能发现腹腔镜手术的其他好处。机器人胰腺手术相较于腹腔镜切除术的优势备受争议[73]。微创胰腺切除术受到手术例数较多的中心有经验的外科医师的青睐，其报告率为 60% ~ 80%。全国范围内微创技术的实施率则为 15% ~ 30%[74]。而在全球范围内，只有不到 20% 的远端胰腺切除术采用了微创方法[75]。对于胰十二指肠切除术，该值甚至更小，大多数外科医师每年执行的手术少于 40 次，但比起传统开放手术，微创被用来达到更好的治疗效果。缺乏对微创胰腺手术的培训是其利用率低的主要原因[76]。全世界有高达 85% 的胰腺外科医师都热衷于微创胰腺手术技术培训。在 2014—2015 年，荷兰推行一项全国性的微创胰腺手术培训计划，使微创远端胰腺切除术的比率增加了 7 倍（从 9% 到 47%），中转开放手术的比率、输血需求、住院时间也同时减少了。更多有高麻醉风险、胰腺癌、较大肿瘤的患者接受了微创式手术，而他们的术后病死率没有明显增加，达到了与大中心相当的治疗效果。参与了培训计划的外科医师在开放性胰腺和腹腔镜手术方面都有了经验，通过详细的手术教学、视频培训，以及外科专家医师的指导，他们获得了标准化的、可重复的微创手术技能[77]。

通过开发培训设备，能改善手眼协调和完成各种难度手术的能力，模拟技术的进步有望影响胰腺手术的培训。这种培训系统大大提高了手术安全性，因为受训者在对患者进行手术之前，已在“培训实验室”内获得了基本和复杂的外科技能。而且，训练环境是轻松且可控的，受训者可以在没有时间限制的情况下进行练习，不用在早期经验失败中产生焦虑。对学习进展的评估是客观的和可衡量的。许多研究证实，与只在传统的患者模型中学习的受训者相比，用模拟器训练的受训者在操作效率、敏捷性和减少技术错误方面都有明显的改善。尸体模型的培训也同样被证明可以促进外科技能的提高，但其需要更多的配套设施，并且受限于严格的监管[78-80]。

信息技术的加速发展和互联网资源的广泛可及性促进了互动程序的建立，使对患者管理的培训教育成为可能。受训者可以浏览互动式的病例管理场景，在这些场景中，他们可以为个别虚拟患者进行检查和治疗，从中他们可以获得即时的反馈，意识到自己薄弱的知识领域，选择适合自己的地方和时间点来获取丰富的培训经验。

超越常规成像的胰腺手术

胰腺疾病很复杂，当需要手术治疗时，最佳疗效取决于详细且准确的术前影像学研究。尤其对于胰腺癌患者来说，胰腺手术为他们提供了唯一的治愈希望，但由于其在技术上具有挑战性，以及手术本身的复杂性，仍存在着许多问题。CT 是胰腺癌术前评估最有用的影像学方法。它为诊断和初级分期提供了全面的细节，影像评估了肿瘤侵袭的周围结构，以及受累的血管。然而，它对于诊断早癌和转移不太敏感。技术的改进推动了多排螺旋 CT 扫描的发展。它们可以更快地获得很薄的采集层，扫描出胰腺区域的高分辨率图像。胰腺双相 CT 通常通过注射造影剂的动脉和静脉获取图像。用特殊的软件做先进的图像处理，可以提供高质量的立体渲染三维重建图像，以及弯曲的、标准的多平面图像。内镜超声对早期胰腺癌的检测更为敏感，并且能比 CT 更好地检测到血管受累。在对交界性可切除和晚期肿瘤患者进行新辅助治疗或姑息治疗时，内镜超声引导下的细针抽吸活检有助于术前诊断，有利于进一步的管理[81]。内镜超声和 MRI 尤其擅长评估胰腺囊性病变。MRI 具有高度敏感性，能够突出显示充满液体的腔体，提供高分辨率的导管解剖、导管传递图像，以及扫描出小型（< 3 cm）胰腺囊性肿瘤结构的重要细节。

胰腺癌的预后不良可归因于几个因素，其中包括侵袭性肿瘤生物学及晚期表现。在癌症发病时，30% ~ 40% 的肿瘤是局部晚期，而 50% ~ 60% 的肿瘤是转移性的。在没有转移的情况下，根治性切除术为胰腺癌患者提供了最佳的长期生存机会[82]。术后切缘无残留（R0）的患者预后最好。R0 切除术后的中位生存期为 17 ~ 27 个月，而 R1 手术后的生存期则下降到 10.3 个月[83]。由于切缘有肿瘤残留不利于患者的生存，重新确定手术方法以达到无残留的切缘可能是改善手术效果的重要一步[84]。然而不幸的是，胰腺癌的不完全切除率仍然高得令人无法接受。基于标本判读，不完全切除发生在 35% ~ 85% 的胰腺癌病例中。交界性可切除的胰腺癌患者进行新辅助化疗或化放疗被认为可以改善总生存率、减少淋巴结转移和局部复发率，这与早期手术效果相当[57, 85]。然而，它的代价是降低了肿瘤的可切除性，特别是对于接受新辅助化疗的患者来说。尽管如此，新辅助治疗对总生存率的影响可能与显微镜下转移性疾病的系统控制有关。然而，局部复发和淋巴结转移的降低也证明了它能实现局部控制[86]。

利用术中边缘评估和创新性可视化技术在影像引导下提高手术的准确性，满足外科医师对治愈性切除的追求，也是胰腺疾病治疗的一大医学进展。

术中超声（intraoperative ultrasound sound，IOUS）可以为评估可切除性提供实时指导，减少不完全切除的数量。在未接受新辅助治疗的患者中，IOUS 检测血管受累的敏感性和特异性分别为 92% 和 95%[87]。腹腔镜超声也具有同样高的诊断价值。在接受新辅助治疗的局部晚期胰腺癌患者中，CT 检查并不能准确确定血管受累的程度[88]。与 CT 相比，IOUS 改变了 1/3 的患者在新辅助治疗后接受术前检查时的可切除状态[89]。

近红外（near-infrared，NIR）荧光成像是一种新的成像技术，通过术中实时观察胰腺癌的肿瘤沉积物和放大重要结构，来增加胰腺癌根治性切除率。无须电离辐射，就可以穿透上皮层，扫描出底层的目标物体。近红外光肉眼不可见，不会改变医师对手术视野的感知，缩短了学习曲线，使它便于用在微创手术中。在最近的一项研究中，术中使用荧光标记的抗癌胚抗原抗体检测胰腺癌患者的原发性和转移性肿瘤沉积是安全和可行的[90]。

增强现实技术（augmented reality，AR）是一种术中实时成像技术，用计算机综合术前成像与手术视野生成复合图像（3D 模拟模型）显示出原本看不见的解剖细节，提高手术解剖的准确性和安全性，确保手术切缘干净，减少术中医源性损伤的发生率。AR 主要难在生成复合图像，因为手术视野具有强可变性，会随着因心跳、呼吸、气腹而导致的组织运动而改变。2013 年有研究者报道了用 AR 辅助胰十二指肠切除术治疗壶腹周围癌的案例。报告中 3D 虚拟模型是利用特殊软件基于术前胸腹 CT 组建的。通过运用不同可见标志的内镜，虚拟模型被叠映在手术视野上。一名计算机科学家使用视频混合器人工实时记录虚拟和真实图像。肠系膜上动脉的优先入路解剖是在 AR 下进行的，手术时间全程为 360 min。术后患者恢复顺利，其在最后的病理检查为 R0 切除[91]。

手术导航系统（surgical navigation systems，SNS）将术前和术中影像数据，与术中跟踪手术器械在手术区域内的定位和方向结合起来。由于视觉和触觉的减弱，SNS 技术对微创手术来说特别有用。SNS 增强了对手术解剖结构和重要解剖标志的三维评估，使医师能更准确定位，达到完全切除病变。SNS 的基本组成包括一台适用导航软件的计算机及匹配的显示器、一个术前影像数据源和一个器械跟踪系统。在最近的一项研究中，研究者在远端胰腺切除术中利用“CustusX”导航系统治疗胰腺囊性肿瘤。然而，目前还没有其他胰腺手术中使用导航系统的公开报道[92]。

胰腺手术中的 3D 模型

通过处理标准术前放射影像数据获得的高质量立体渲染三维重建图像，有助于实现安全、有效的根治性胰腺手术。三维重建图像无法超越原始术前图像的诊断准确性。然而，它们可以用来帮助手术医师更好地理解病患的胰腺及其导管、血管、肝外胆道系统和周围器官之间复杂的解剖学关系。对三维重建图像的研究可以帮助外科团队在术前规划 R0 切除、设计切除平面，评估血管是否可以被分离出来或者是否需要与受累器官一起切除。

在 21 世纪初，日本首次报道了利用 MDCT 数据集对候选活体肝脏移植者进行三维重建图像的评估。然而，仅靠 MDCT 的 3D 模型并不能为胰腺手术提供关于肝外胆道系统和胰腺导管构架的整体细节[93]。为了克服这个问题，一种同样来源于日本，整合术前 MDCT 和磁共振胰胆管造影图像的方法应运而生。这种方法为胰腺手术规划提供了精确的解剖学 3D 图像。上述方法获取 3D 图像的缺点包括需要大量的处理时间（最初为 3 ～ 5 h），以及由于呼吸引起的腹部器官运动导致的 3D 图像合成困难[94-95]。成功地运用门静脉与脾静脉交界处、胃十二指肠动脉和肝动脉分叉处等解剖标志克服了这一不足[94]。

日本筑波大学外科系进行了 61 例术前 3D 手术模拟，其中评估了 15 名外科住院医师从 MDCT 图像中绘制的解剖图像和模拟的 3D 图像之间的一致性。住院医师被分为初级、高级医师两组。研究发现三维手术模拟大大帮助了医师对胰腺手术的术前评估，特别是对初级住院医师。在同一机构的另一项研究比较了 117 名接受胰十二指肠切除术患者的围手术期结果[96]。其中，患者被分为两组：有和没有术前三维重建。评价指标包括是否有副胆管、肝动脉的来源、胃冠状静脉和肠系膜下静脉的汇合方式，以及术中失血量。研究发现术前三维重建组的术中失血量明显减少。基于结果，笔者认为 3D 成像是胰十二指肠切除术术前评估的一个有用工具。同一团队的第三项研究试图确定用三维测量的胰腺残余体积是否能预测胰十二指肠切除术后的 POPF[97]。研究者利用三维重建图像测量了 91 名患者的胰腺残余体积，模拟了实际的术中胰腺残余体积。胰腺残余体积和其他已知的 POPF 风险因素进入了多因素分析。研究结果显示，术前三维测量的胰腺残余体积可独立预测胰十二指肠切除术后的 POPF[98]。

尽管上述研究都源自同一机构且纳入的患者数量相对较少，但他们都强调了 3D 建模在胰腺手术中的潜在价值。3D 图像可以在术前帮助医师明确胆管、主要血管分支（包括肝动脉和门静脉）、胰腺和肝脏之间确切的解剖关系。外科医师和手术团队的其他成员可以在远离手术台、没有压力的环境下研究针对患者个人的解剖学 3D 图像，设计出最佳的胰腺入路方法。相关技术的持续改进有望提高术前3D成像的质量，并允许其进一步应用于改善胰腺手术的疗效。3D图像的一个潜在应用还包括构建精确的解剖学3D打印模型，医师在进入手术室之前，可利用以该患者为基准的模型练习手术。

3D打印成为外科培训的工具

借助三维计算机设计制作出物理模型的技术最初被称为快速成型（rapid prototyping，RP），而这个术语后来被3D打印替代。这个术语是在20世纪80年代引入的，用来描述使之成为可能的新技术。计算机数控铣削技术逐渐被增材制造工艺所取代。“增材制造”是目前常用的术语。在医学领域，增材制造利用源自医学成像的数据集构建了解剖学上的精确物理模型。快速成型技术紧随MDCT数据集3D图像重建的发展。当然，对物理模型的研究有许多好处，由于其比普通放射造影术具有可视化的优势，物理模型尤其受到外科界的欢迎[99]。物理模型使医师通过轴向3D渲染图像更好地理解复杂的解剖结构，更清晰病变的位置，改善患者的预后[100-101]。

如今，3D打印可以使用各种不同的材料，包括塑料、粉末、陶瓷、金属、聚醚醚酮（一种无色的有机热塑性聚合物，具有优良的整体性能）和硅酮。先进的3D打印机可以使用多种材料，准确地构建出复杂的模型。图像采集会限制3D打印的分辨率，许多打印机能够提供优于目前医学扫描仪所能提供的细节[102]。一些由磁共振数据生成的模型与由CT构建的模型具有相似的准确度[103]。

在外科实践中，3D打印的应用包括建造解剖模型、手术器械，以及植入物或假体，目前主要用于颌面和骨科手术。最近的一项大规模荟萃分析表明，3D打印具有精确的手术规划能力和高精准的建模工艺，这些优势可以减少手术时间。然而，3D打印的准确性在该荟萃分析纳入的所有研究中都不尽人意。耗时的模型准备过程和额外的应用成本进一步限制了3D打印的常规应用[104]。

在外科培训中，利用3D打印模型进行的手术模拟，可以使医师对手术解剖有触觉上的理解，可以指导他们学习实际手术中的正确手术方法并提供台阶练习，另外还可以让他们提前规划和定制植入物及假体。手术模拟使外科医师无须在活体患者、尸体或动物模型上进行练习，就能够获得新的技能并为特定的手术做准备[101，105]。通过重建患者器官的3D打印模型，可以模拟出真实的手术过程。近年来技术已经发展到能使用术前MRI和MDCT数据集来制造精确的解剖模型。除了能帮助有经验的外科医师基于特定患者的模型准备困难的手术外，利用3D打印模型进行的手术模拟还有助于新外科医师的培训，解决在捐赠人体组织和器官上的限制问题。

胰腺手术的3D打印技术

胰腺位于腹膜后，与周围重要结构有着密切关系，这导致了胰腺手术的操作复杂性及艰巨性。胰腺手术被认为是要求最高、技术难度最大的外科亚专业之一。全面彻底地了解每个患者的解剖结构和独特的疾病特征，对于确保安全和成功的手术治疗是至关重要的。然而，术前规划往往是困难的，对外科实习生和经验不足的外科医师来说尤其具有挑战性。尽管围手术期规划有其固有的难度，但只有1/3的普通外科住院医师学习过如何制订围手术期规划[106]。

胰腺手术规划通常包括研究术前MDCT或MRI图像，评估胰腺及其周围的血管结构，并评估它们在疾病发展过程中的潜在影响。有经验的外科医师看二维图像就能在头脑中形成手术解剖的三维印象，知道用什么手术方法。但这对没有经验的外科医师来说尤其困难。3D打印是外科模拟培训的一项创新性技术。在进入手术室之前，培训者可以利用3D打印出来的胰腺模型提前处理和操纵胰腺，并提前感受其与周围解剖结构的关系。通过研究打印模型，受训者有机会协调他们对患者手术解剖的视觉和触觉之间的评估。这比单纯的视觉检查更有优势，并且还模拟了实际手术过程中发生的互动。受训者还能够意识到复杂的解剖要素中存在着个体差异。由于3D打印模型的质地可以满足特定的培训需求，它们可以提供任何手术模拟场景中合适的患者模型。此外，使用多种材料的3D打印可以十分精确地再现手术中遇到的不同组织，加强医师对手术解剖的理解，并鼓励他们对特定的、困难的手术步骤进行演练。

理想的3D打印模型应该能准确地模拟出胰腺手术中遇到的组织感觉和操作特点，使培训者、无经验和有经验的外科医师能安全地进行模拟胰腺手术，能根据不同患者特点使用适合他们的不同方法和技术。

它甚至可以推动胰腺手术技术、工具和方法的改进，为更有效地治疗胰腺疾病做出贡献。

研究和经验

虽然目前关于在胰腺手术中应用 3D 打印模型的研究还很少，但随着该技术的发展和利用率的提高，预计会有更多的研究出现。在中国的一项研究中，研究者用 MDCT 对 10 名胰腺癌或壶腹周围癌患者进行了术前研究。CT 影像被导入到医学影像 3D 可视化系统中进行 3D 可视化。STL 文件被导出用于 3D 打印，他们利用 3D 打印模型进行了手术规划和术中实时指导操作。所有患者的手术时间、术中失血量和输血量、术后住院时间及随访情况都被记录下来。结果显示，所有病例的切缘均为阴性，并且没有重要的术后并发症发生，在术后的前 6 个月随访中也没有出现肿瘤复发。该研究者得出结论：对于接受手术治疗的胰腺癌和壶腹周围癌患者，3D 打印能够帮助术前评估手术风险、确定关键的解剖结构、实时指导手术过程，以及改善患者的预后 [107]。

加拿大的一项研究纳入了 3 名基于术前 CT 需要不同手术方法的胰腺癌患者，所有患者都获得了 3D 立体渲染图像和 3D 打印模型。此项研究中，共有 30 名初级外科住院医师被随机分配到两组别：研究 CT 和 3D 渲染图像组或研究 3D 打印模型组，随后他们会接受考察，考察中会对他们的术前规划进行评估和打分。研究 3D 打印模型组在术前规划方面的得分明显更高。所有的参与者都对这项练习满意度很高。研究者在文中总结道：3D 打印模型提高了学员为复杂胰腺手术制订手术规划的质量 [108]。

一份来自芝加哥的报告报道了一例交界可切除的胰腺癌的中年妇女病例，术前 CT 显示肿瘤累及胃十二指肠动脉，但没有明确它与肝动脉的关系。在对 MDCT 数据集进行适当的软件操作后，构建了肿瘤及其周围结构的 3D 打印模型，并发现肿瘤无法切除。该模型也被用于教学和传递患者信息。研究者认为，将传统的成像技术重构为三维技术，可以观察到以前不明显的解剖细节。高质量的 3D 打印模型不仅在临床上越发有用，而且还可以用于个性化的患者管理 [109]。

未来的方向

近年来，3D 打印作为手术规划、培训和治疗的工具已经有了很大的发展。然而，尽管 3D 打印技术取得了重要进展，其在胰腺外科治疗中的应用还是有限的，目前全世界只有少数几个中心可以使用。部分原因是胰腺模型的制作难度大，胰腺模型的制作结合了软组织的机械特性和高分辨率的解剖结构。在胰腺手术中，需要结合使用有弹性、更硬、更软的材料来精确地模拟胰腺及其周围的结构特点。3D 打印模型的质量被期望能达到像在真实的胰腺组织上进行的手术操作一样的效果，能让外科医师在手术模拟中进行安全且可靠的胰腺切除和吻合练习。能控制机械性能的水凝胶增材制造技术早已被报道，并在组织工程应用中得到发展。然而，它们还没有被应用于制造手术模拟用的解剖模型 [110，111]。

2016 年，美国的一家生物技术公司 Celprogen Inc. 宣告其使用增材制造技术生产了一个胰腺模型。3D 打印的器官由柔性聚丙交酯支架支撑，外涂细胞外基质蛋白，接种胰腺干细胞。这种结构使注射的细胞可以分化成一个功能性的成人胰腺。2022 年早些时候，波兰研究和科学发展基金会的科学家 3D 打印了有史以来第一个“仿生胰腺”。Dr.Wszola 和他的团队收集了动物的胰腺细胞，并将其与能促进 α、β 细胞生存的生物墨水混合。利用 3D 打印机将它们排列放在一个生物反应器中，呈现出计算机设计的模型。使用另外一种不同材料的血管也同时被打印出来。直到 2019 年 4 月，3D 打印出来的一部分胰腺被植入小鼠体内。到 2019 年 10 月，较大部分的胰腺连同血管将被植入猪体内。如果成功的话，这将为 1 型糖尿病患者的 3D 胰腺移植开辟道路。

目前，大量的商业公司正在通过互联网提供 3D 打印服务。商业公司将客户上传的成像数据进行处理，并将 3D 打印模型快递给客户。然而，外科医师和这些公司的互动会受到地理和通信问题的限制，而且关于具体要求的重要细节有时会在信息传递中丢失。此外，其中还会产生相当大的成本和时间上的延误。最理想的目标是在要使用 3D 模型的地方生成 3D 模型，甚至 STL 文件。2018 年，总部位于比利时的一家名为 Materialise NV 的 3D 打印公司，其用于诊断程序的 3D 打印解剖模型软件获得了美国食品药品监督管理局（food and drug administration，FDA）的批准，这进一步推进美国医院利用 3D 设计和打印，以及在医疗点设置 3D 打印设施。同样，在增材制造技术应用不断增加的激励下，全球各地的大学和教学医院会安排内部的3D打印服务，以优化使用便利性、医疗互动和治疗效果。

生物材料和3D打印技术的未来发展，将有望给下一代胰腺模拟手术提供更加自然的真实感。这无疑会改善手术培训和术前规划治疗，提高胰腺手术的成功率。

参考文献

第六章

3D 打印与肝胆外科手术

Andreas I. Tooulias, MD, MSc[1], Maria V. Alexiou, BSc, MSc[2], Georgios Tsoulfas[3]

[1] General Surgeon, HPB Fellow, Surgical Department, School of Medicine, Faculty of Health Sciences, Aristotle University of Thessaloniki, Thessaloniki, Greece

[2] Molecular Biologist and Geneticist, Surgical Department, School of Medicine, Faculty of Health Sciences, Aristotle University of Thessaloniki, Thessaloniki, Greece

[3] Associate Professor of Transplantation Surgery, Chief of the Department of Transplantation Surgery, School of Medicine, Faculty of Health Sciences, Aristotle University of Thessaloniki, Thessaloniki, Greece

译者：彭剑波

审校：杨匡洋、何利雷

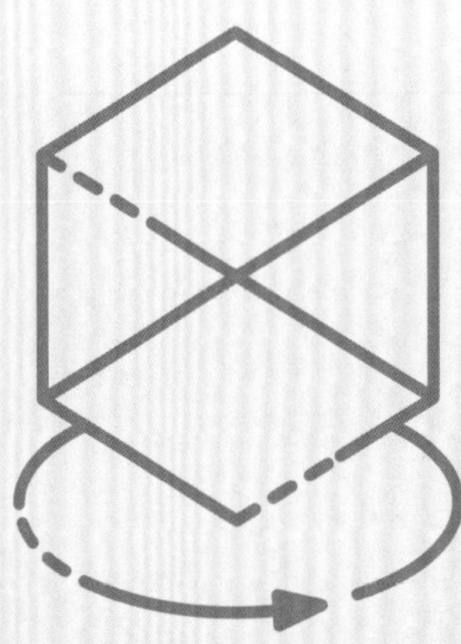

引言：3D打印技术在肝脏手术中的应用

在过去的10年里，先进的成像方法和计算机技术的发展促进了3D打印在医学领域的应用，特别是在普通外科及其他所有外科及亚专科中。3D打印类似于传统的喷墨打印，是一个逐层连续添加材料的过程[1, 2]。自2013年首次在肝脏手术中应用3D打印技术以来，这些年为了让3D打印技术在肝脏手术中更好地应用，人们已经做出了一些重要和显著的努力[3]。3D打印涉及的领域包括人体器官模型的教育培训、疾病模型的深入研究、学生和住院医师的教育培训、术前规划、对要求精准的复杂外科手术的术中评估和术后评估，以及患者咨询。对于外科医师来说，3D打印是一个有用的工具，它可以使复杂的外科手术更细致、更精确，并发症更少[4]。

由于放射学提供了十分详细且信息丰富的医学影像，所以医疗领域迎来了重大的数字革命。但在某些情况下，想要清晰知道解剖结构依旧是件难事[6]。而这件事恰好又是外科医师规划和进行手术的关键点[5]。这意味着，外科医师团队应该掌握所有详细的信息，以便解读所提取的医学影像。对放射学获得的二维图像的传统分析和3D虚拟重建的分析，促进了对解剖结构的了解，但这一做法仍需优化[5, 7]。因此，有必要开发一种成像方法，能精确地反映所需的真实的解剖结构，通过它外科医师就可以专注于术前规划和手术操作本身。3D打印技术就是为了解决以上方法的不足[8-10]。自1983年Chuck Hull[11]发明3D打印技术以来，直到今天，这项技术已经被应用于包括医学在内的多个领域，并在这些领域取得了持续的发展[12]。3D打印方法固有的准确性、低成本，以及将从多探头CT或磁共振获得的图像迅速转化为目标解剖结构的实物，这些都证明了3D打印在外科应用范围中的扩大。

大多数的成人肝内肿块，包括肝细胞癌（hepatocellular carcinoma，HCC）、孤立性或少数的肝内转移瘤（如结直肠转移）都需要切除。在世界卫生组织发布的《2014年世界癌症报告》中，HCC在全球各类癌中的发病率排名第一，死亡率排名第二，而在中国大陆的发病率排名第二，死亡率排名第三，其新发病例总数也排名第一[13-14]。

众所周知，由于HCC有向肝内转移的趋势，所以其临床治疗涉及非常严重及复杂的病理情况。目前，关于3D打印肝脏模型在HCC和HCC诊断报告中的临床价值及可行性评估的数据有限。因此需要进一步的研究探索，尤其是在外科手术被认为是一种可行的治疗干预措施且成像特征报告至关重要的情况下[15]。除了小规模的试点研究和（或）案例研究外，目前世界文献中还没出现以定性和（或）定量的方法全面评估3D打印肝脏结构的临床应用的大规模研究[15-19]。

除HCC外，肝脏中最常出现的恶性肿块是肝转移性瘤。肝转移瘤是指从其他部位转移到肝脏的肿瘤。据报道，在西方人群中，继发性肝脏肿瘤比原发性肝脏恶性肿瘤要常见18 ~ 40倍[20]。相关统计数据表明，有一半的肝脏恶性肿瘤患者患有原发性结直肠癌（colorectal cancer，CRC），这成了西方国家癌症相关死亡的主要原因，也是全球癌症相关死亡的第三大原因[21]。有25% ~ 30%的CRC患者在病程中出现肝转移[22]。除CRC外，还有其他胃肠道原发肿瘤会引起肝转移瘤，包括食道癌（1% ~ 2%）和胃癌（5% ~ 9%）、胰腺和肠道神经内分泌肿瘤（1%）、胆道癌（5% ~ 10%），以及胰腺导管腺癌（~ 14%）和胃肠道间质瘤（< 1%）[23, 24]。除胃肠道外，其他引起肝脏转移瘤的包括乳腺癌（< 1% ~ 2%）、肺癌（12% ~ 20%）、肾癌（1% ~ 2%）和黑色素瘤（< 1%），以及其他少见肿瘤。直到今天，所有第四期结直肠癌患者的5年总生存率约为13%[25-26]。对转移性CRC患者的治疗方法可分为：①可治愈性或潜在可治愈性（肝转移可被手术切除的患者）；②积极治疗的非治愈性（大多数患者属于这一组）；③姑息性[27]。尽管医学在肿瘤药物和手术技术方面取得了重大进展，但不幸的是，只有约25%的肝转移患者可以接受手术切除，这被认为是实现治愈的唯一途径[20, 27-26]。

3D打印技术在肝脏移植领域的应用十分耐人寻味。据报道，3D打印的肝脏模型已被用于触觉上模拟捐赠者和接受者的肝脏结构[3]。这些模型的使用，使外科医师能够更好地确定解剖标志，优化术前规划，并避免大肝、小肝综合征。此外，整个肝脏的测量平均误差小于4 mm，血管直径的测量平均误差小于1.3 mm[3, 28]。

对于肝脏疾病，尤其是那些需要手术治疗的疾病，许多肝脏手术中都应用了这种最先进的技术。直到今天，肝脏切除术成了治疗肝癌的一线确保成功的手术方法。但无论技术如何发展，肝脏切除术仍然是一个具有挑战性的手术，特别是对住院医师或年轻的外科医师来说。对于不同类型的复杂肝脏切除术，无论是解剖性还是非解剖性的，丰富的肝脏解剖知识都是极其关键的。然而，每个患者都是不同的，这意味着会存在解剖上的个体差异。此外，了解 Glisson 鞘的分支、肝静脉和肿瘤之间的解剖关系对于安全准确的肝脏手术来说也是至关重要的 [29]。

3D 可视化技术的发展和更多最新的 3D 打印技术的出现为 HCC 和（或）各种肝脏病变提供了更多的治疗方法。尽管 3D 打印不能取代外科医师的技术、能力和经验，但它仍然是一种可以提供准确、个性化、可把控、可触摸的 3D 肝脏模型并可用于有关病变的有效技术。具体来说，通过展示肿瘤及其在肝段内的位置与周围结构的关系，来解决诸如入侵或接近主要肝脏或门静脉、动脉和胆管的问题，3D 打印的肝脏模型可以大大促进肝脏肿瘤的切除 [30]。

3D 打印的肝脏模型在肝脏手术中的临床应用

肝脏是一个具有复杂的解剖性和生理性的器官，这使肝脏切除术成了最困难的外科手术之一。因此，3D 模型能帮助理解肝脏复杂和高度可变的解剖特征。现有的许多研究考察了 3D 打印肝脏模型在临床应用中的可行性 [3，31-34]。这些研究的定量分析证明了 3D 打印能精准复制出复杂的肝脏解剖结构和肿瘤，打印模型与原始源图像或参考图像之间的差异为 0.20% ~ 20.8%[35]。

肝脏切除术可分为 3 个阶段：术前、术中和术后，手术团队可以评估 3D 肝脏模型的临床应用，并根据每个患者的需要进行单独调整。大量的案例研究证明 3D 肝脏模型在肝脏病变切除和活体肝移植手术的所有阶段都发挥着极大的用处。其中，现有的研究数据大多数是基于 3D 打印在术前阶段的作用 [3，17，34，36-38]。回顾现有文献，有大量的研究使用 3D 打印的肝脏模型，以便在术前规划中能更好地了解器官的解剖结构、病变的位置和周围结构的相互作用 [4，7，17，28，31-32，34，37-46]。

手术前必须准确地了解血管、胆道系统的解剖特征和肝脏容积，以此来制订更准确、更安全的手术计划。3D 打印技术为此做出了贡献，因为它提供了目标解剖结构、几何形状和肝脏体积的详细成像。换句话说，它提供了一种在手术前深入熟悉患者解剖结构的手段。此外，它还可以帮助外科医师评估具有手术挑战性的解剖结构，以此减少可能发生的术中并发症。有趣的是，有报道称显示肿瘤无法切除的 3D 模型能避免小肝综合征的发生 [3]。在国际文献中，有很多报告强调了 3D 打印模型在包括肝脏手术在内的各种外科手术中的有效性 [47]。更具体地说，3D 打印模型可以帮助外科医师定位目标肝段，划定肿瘤，并确定切除线或解剖平面 [3，4，39，41]。此外，打印的模型具有可触摸的优点，使外科医师（医学生和住院医师）能够练习和规划切除手术，以此来实现个性化和精确医疗的目标 [48]。

诚然，大多数研究报告都对 3D 打印的肝脏模型在术前规划中的有效性表示了满意。然而，由于缺乏随机对照试验，目前无法对所有的临床结果进行彻底评估 [49]。

在手术过程中，在手术室的 3D 模型对于快速准确定位肝脏肿瘤非常有帮助。3D 模型是便携式的，这是 3D 打印的主要优势之一，特别是在难以定位肿瘤的情况下，模型可用于术中重新评估和术中操作指导 [7，39，40]。总之，借助 3D 模型对肝脏切除术进行术前规划，具有减少手术时间、减少术中可能出现的并发症、减少输血等优点，所有这些优点累积起来促进了术后并发症和住院时间最大限度地减少 [35]。

非常有趣的是，外科医师不仅可以设计手术方案，还可以根据 3D 打印的模型对每个患者进行个性化的术后治疗。

3D 打印的肝脏模型作为外科教育培训的工具

除了在术前计划和术中评估中发挥作用外，3D 打印的肝脏模型已成为教育和培训医学生和住院医师肝脏手术技术的重要工具。这一种具有革命性的技术已被应用于外科和医学教育，因为它可以满足医师对高质量可视化内部结构、触觉反馈和高度可重复结构的要求。有很多研究表明 3D 成像技术有助于医师更好地了解肝脏的解剖结构和肿瘤的位置。

例如，有一项研究表明，与基于传统解剖图册的学习相比，基于 3D 可视化和 3D 打印模型的学习更有助于加强医师对肝脏解剖学和病理学的理解（$P < 0.05$）。因此，技术和现代外科手术的互动是

至关重要的。新一代的医师，特别是外科医师，应该关注了解相关技术的进步，同时在一定程度上适当使用新技术，以便为患者带来好处[50]。3D打印的肝脏模型来自于个性化患者特定的影像数据，使得他们能准确地确定解剖标志和病理特征。

近年来一些随机对照研究的结果强调了3D模型对于各种不同研究参与者的有效性，其中包括医学生和初级外科医师、高级外科医师及住院医师。有趣的是，在对3D打印模型和CT扫描、三维重建、尸体基于指定解剖的比较评估中，3D打印模型对关键解剖要素的识别贡献更大。重要的是要认识到，技术已经发展到可以复制具有模仿人体组织或器官特性的中空结构[40, 50-51]。这种结构代表着外科手术模拟进入了新时代[6, 52]。这意味着任何专业的外科医师，特别是受训者，可以在3D打印模型能够再现的许多任务中训练自己，无论模拟的目的是什么：是通过多次重复相同的练习来提高某种技能，是在手术室外测试新的外科设备，或是在患者身上进行真正的干预之前做好准备[53]。

训练不仅适用于外科新手，也适用于那些将要进行肝脏切除手术的外科医师，训练对于发展和不断提高他们的手术技能极为重要。直到最近，尸体模型成了医疗实践的黄金标准。然而，由于成本、采购和可重复性等方面的限制，尸体实验成了一种无效的方法[54]。3D打印模型可以克服尸体模型的一些局限性，其能帮助专家优化实践条件，从而以更有效的方式组织手术计划，最终使患者受益[55]。

肝脏切除术是一项团队工作。手术团队由外科医师、手术室护士和麻醉师组成。3D模型可以实现将所有人聚集在一起，将他们所有人作为一个团队进行培训。此外，外科医师还可以有时间向团队解释手术步骤和患者的肝脏解剖结构。他们可以描述手术中可能出现的困难，以便团队做好准备应对。每个人都会有时间做好准备。众所周知，一个稳定的、训练有素的团队会有更好的结果，而且更有效率、更准确，能为避免重大并发症的发生做好准备。最终，手术团队将在整个手术时间内更加专业化，如果在手术过程中有需要，他们将配备下一步的“工具”。例如，麻醉师将准备好提供额外的药物，手术护士将准备好手术器械，外科医师将准备好备用的手术计划。

3D打印模型作为外科手术前患者及其家属咨询的有用工具

事实上，3D打印的模型是可移动的，这便于手术团队在手术前向患者展示，提供有关患者的整体健康状况和可能出现的并发症的更有说服力的信息。值得一提的是，3D打印让患者对自己的肝脏损害、为什么需要手术有了更好的了解，最重要的是这增加了医师和患者之间的安全感和信任度[7, 40]。对患者及其家属来说，他们能看到自己的解剖模型和相关的病变是非常重要的。模型的存在会激发各种问题，关于手术、损伤类型、手术技术细节，以及应该期待什么样的结果[7]。

手术同意书中应总结这些详细的要点，其中包括手术的类型和可能的并发症，所以需要一个详细的、基于“尽可能为患者好”原则的手术同意书和程序。

3D打印技术在肝脏手术中的局限性

尽管3D打印技术的应用越来越多，主要是在手术规划中，但其成本和所需时间的局限是其需要克服的。关于工艺成本，它是可变的，取决于所使用的耗材和（或）打印模型的理想尺寸（全尺寸或缩小尺寸）。不同研究得出的数据表明，用感光树脂打印的高质量、全尺寸肝脏模型的成本可能高达2000美元，其可变成本为从最低的13美元到2000美元不等。所用技术的软件和硬件、打印机的种类、所选材料、所需模型的大小都可能导致成本的增加[35]。降低成本对于提高3D打印技术的可行性和临床价值来说至关重要。如果我们考虑到这种新技术的全球推广性，那就更加重要了。具体来说，像3D打印这样的技术可以用来打印仪器或演示手术的部分内容，这能证明其对世界上那些资源有限的地区有巨大的帮助。

至于所需的制作时间，它被分为处理图像、分割、编辑3D打印数据所需的时间，以及打印过程所花的时间。影像的处理、分割和3D打印数据的编辑取决于所使用的软件和用户的熟悉程度[35]。然而，根据目前公布的数据，3D打印的时间为11 ~ 100 h。值得一提的是，与根据患者特定影像数据创建的肝脏模型相比，一般的3D模型所需时间要短得多[3, 37, 38, 42, 43, 56]。一项研究记录了整个 3D 打印过程的持续时间，报告中指出从图像的分割到最终的三维结构，他们需要 160 h 来打印肝脏模型[57]。此外，制作模型所需的时间限制了 3D 打印模型在需要立即治疗的紧急情况下的应用[31]。

结论：3D 打印在外科的应用是医疗领域的一场革命

2018 年，北美放射学会 3D 打印特别研究小组发布了医疗应用 3D 打印初步指南，其中包括了一些基于器官系统的适当性标准。然而，这些指南中并没有包括在腹部、肝胆和胃肠道中应用 3D 打印的适应证[58]。

在本章中，研究数据主张在临床评估肝脏病变中系统使用 3D 打印技术，其中得到的结论是 3D 打印的肝脏模型已被用于提高外科医师对高度可变和复杂的肝脏解剖结构的理解。如上所述，肝脏切除是一项复杂的工作，它需要医师充分了解每个患者的特殊解剖和病理特征，以确保最佳的手术效果[3, 31-32, 34, 50]。在评估手术可行性时，3D 打印模型固有的准确性是至关重要的，因为它可以保证所制订的有效手术规划的精确性和安全性[15-17, 36, 59-60]。虽然三维肝脏模型可以成为用于术中导航和定位非常有用的工具，但它们还不能取代术中可视化影像学方法（如多普勒超声和胆道造影成像）的位置[19]。此外，专家应考虑到个别解剖标志点测量方位和位置不一致的风险[3, 17, 34-35, 37]。

总的来说，3D 打印技术迎来了肝脏外科的新时代。这项新技术有优点，也有一些局限性。毫无疑问，持续的技术性改进和发展将能克服任何障碍。通过优化现有软件和硬件，可以减少 3D 打印所需时间和经济成本。

值得注意的是，3D 打印技术并不是要完全取代如 CT 和 MRI 这类的传统影像学方法，其目的是要评估所有可用的影像学方法，将 3D 打印的模型转化为外科医师可以利用的工具，使他们可以在肝脏切除术前进行实践模拟，并在没有时间压力的手术环境下设计一个详细而充分的手术方案。

尽管 3D 打印技术在肝胆外科的应用还处于起步阶段，但这些构造物固有的解剖性和几何学准确性为打印整个器官的目标开辟了道路，从而改变了我们所有对医学和外科的认知。

该项目由欧盟和希腊国家基金共同资助，属于“Operational Program Competitiveness，Entrepreneurship and Innovation”计划，响应“研究 – 创造 – 创新”的号召（项目代码：T1EDK-03599）。

参考文献

第七章

3D 打印在妇产科中的应用

Angelos Daniilidis, MD, PhD, MSc, BSCCP, DFFP, MIGS[1], Theodoros D. Theodoridis, MD, PhD[2], Grigoris F. Grimbizis, MD, PhD[2]

[1] 2nd Department of Obstetrics and Gynaecology, Hippokratio General Hospital, Aristotle University of Thessaloniki, Thessaloniki, Greece

[2] 1st Department of Obstetrics and Gynaecology, Aristotle University of Thessaloniki, Thessaloniki, Greece

译者：耿榕

审校：游哲辉

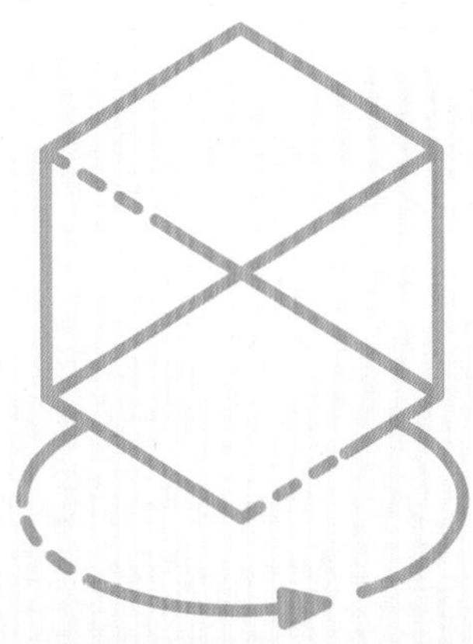

引言

3D图像技术的发展诞生于20世纪80年代，近10年来发展迅猛，但大多应用于商业，随着技术的不断完善，3D影像和3D打印技术在临床诊断、治疗及康复等医学领域展现了巨大的潜力。3D打印技术，又称增材制造技术，是一种将产品实物进行三维扫描，获得数字化信息，再运用塑料、陶瓷和玻璃等材料，通过分层处理、逐层添加，直至生成3D立体模型。3D打印技术不断拓展其在医疗行业中的应用。目前，广泛使用的3D打印包括制作骨科假肢、助听器、口腔模型等医疗辅具，同时期望构建具有生物功能的器官和身体结构。3D打印在医学中的另一个独特用途是根据CT和MRI二维成像重建3D模型以定制植入物，同时可作为解剖模型，为患者手术方式的制订提供参考。

3D打印机类型

3D打印机的类型有很多种，各有优缺点。在选择医学打印机时，需根据扫描模型，预期目标来综合考虑。3D打印技术主要分为两方面，即逐层添加和实体还原。3D打印黏接成型技术，也称喷墨粉末打印，与传统的二维喷墨打印工艺类似，3D打印机通过预先拟定的分层打印顺序，将各种材料、粉末黏接，形成物体截面，然后重复铺材料、粘贴、层层叠加，如此类推，直至最终制造出立体模型。

3D打印技术可以在形式各异的打印机上实现，但无论采用何种打印机和原材料，均遵循添加制造的基本原理及步骤。首先，3D打印文件依赖于计算机辅助设计模型，须先行确认模型的关键特征，即“建模”。同时，数字模型也可以选择通过使用一些3D扫描仪或通过网络下载获得。

采用熔融沉积建模技术的打印机称为3D挤压成型式打印机，可使用广泛的打印原材料，常见的有丙烯腈丁二烯苯乙烯、聚乳酸、热塑性弹性体/热塑性聚氨酯、尼龙纤维、可溶性材料和聚丙烯等。使用FDM技术的3D打印机优点包括成本低、成型材料较广且价格低廉、设备安装方便、后续处理简单等。但由于FDM打印机设备精度的限制，其加工制造大型部件的成型速度相对较慢，耗材颜色选择有限等缺点。此外，还有一些重要的3D打印技术值得一提，包括选择性激光烧结技术、选择性激光熔化技术及电子束融化技术。使用这种技术的打印机与立体光固化/数字光处理打印机有相似之处，均主要以树脂为原料，其成型原理是通过高热激光按照预选位置将原材料进行高温热塑成型，制件的孔隙度高。这些技术所使用的材料以陶瓷、合金及其他金属为主，设备较贵、运营成本较高，这限制了其在医疗领域中的应用。

分层实体制造技术（laminated object manufacturing，LOM）又叫层叠法成型，是一种较为成熟的快速成型制造技术，主要以片材（纸、塑料、金属）为原料，以模型截面轮廓组成的3D模型为数据，使用薄刀或者激光束对已进行特殊处理的片层进行切割，得到和横断面一致的轮廓，完成一个层面的切割，移除旧料，叠加新的片层，与已有部件黏合后再重复切割，通过逐层的黏合、切割，最终完成模型。该技术使用的材料，如纸张，价格便宜且易于回收利用，但因过程有激光耗损，维护费用高昂而使用范围有限。

3D打印技术在妇科临床中的应用

在过去的20年里，3D成像技术已经问世，3D成像及3D打印技术在医学中的应用未来潜力巨大，但目前二维超声成像在妇产科的辅助诊断评估中仍占据主导地位。虽然三维超声在妇产科临床的价值和作用尚有争议，但已应用于妇产科的临床疾病诊断。在产前检查中，三维超声成像可更为直观、清晰地呈现胎儿全身结构，尤其在面部结构的呈现方面和二维超声相比有明显的优势，可以帮助医师诊断出易漏诊的胎儿发育畸形。因此，三维超声由于其独特的立体成像优势已在妇产科各领域广泛应用，但其临床应用价值尚需进一步验证。

Kossoff等[1]在20世纪70年代中期引入了超声的“灰阶”概念并制造出第一台超声波扫描仪，实现了超声成像从线性到立体空间的转化，使检查目标的测量值精确度得到提升，但三维超声对妇产科阴道疾病的诊断较为局限。Baba等[2]在妇产科三维超声的既往研究中指出了3D成像的原理，即带有传感器的探头通过对不同层面的扫描，获得不同位置信息的二维图像集，二维图像采集结束后再通过成像系统进行图像渲染、三维重建[2]。

3D成像技术在妇产科领域的实际应用主要包括以下几个方面。

（1）三维实体等比例模型模拟手术计划：3D 模型因为可以立体地展示盆腔器官的结构位置，使得术前诊断更加明确。术前对手术部位软组织及周围毗邻关系的解剖进行全方面评估是手术成功与否的关键。术前多学科协调讨论，充分模拟，才能制订最佳手术策略，从而缩短手术操作时间、提高手术设备使用效率 [3-5]。

（2）教学工具，医疗沟通模具：医学生在进入临床实践前，多通过二维图谱学习解剖学知识，而二维图像空间表现力有限，可以利用生动的 3D 模型进行辅助教学。此外，使用 3D 模型有助于医患沟通，能使晦涩的沟通内容变得直观易懂。在盆腔手术中，尿道损伤是比较常见的并发症，与一位术后出现尿道损伤的患者交流，医师最好利用可触摸的、能真实准确反映病情的模型进行沟通，使患者对手术和病情有更深入的理解，并讨论下一步治疗方案。

（3）组织再生的 3D 生物打印研究：3D 生物打印是制造带有功能的生物器官，有广泛的应用前景。3D 打印工程未来有望实现人类卵巢再生 [4-5]。

一些文献数据表明，与二维图像及其他诊断方法相比，3D 成像技术在临床诊断方面具有多重优势。其中最突出的优势是三维超声可以进行切面重建，通过选定任意一个二维平面图像，再次进行多平面分析，如子宫的冠状面 3D 图像。肿瘤 3D 成像技术就是通过对肿物的完整检查及扫描，最终在 3 个维度上实现复现 [6-7]。

在妇产科领域，三维超声成像技术不受肿瘤形状的影响，可以准确地评估盆腔肿块的位置、形态及大小。由于盆腔器官位置相对固定，而且由于盆腔器官成像过程中干扰因素较少，诊断价值较高，三维超声检查在妇科检查中得到了广泛应用 [8]。

常规的二维超声检查属于断层检查，很难显示冠状切面，因此，子宫畸形的发现常需要其他检查手段，比如子宫输卵管造影术、诊断性宫腹腔镜检查等。经阴道超声检查，因阴道探头插入阴道内，探头距离盆腔靶器官距离更近，子宫位于主声束区，可清晰地显示子宫。而经阴道三维超声检查，不仅在此基础上增加了冠状切面成像，还不受方向限制，可进行任意平面成像，更为直观立体地展示子宫生理及病理的形态学特征，对先天性子宫畸形的诊断价值较为突出。

经阴道三维彩超检查具有简便省时、安全无创、可重复、费用低等优势，二维超声是断层扫查，由于子宫大部分位置为前位或者后位，常规的二维超声检查很难显示冠状切面。阴道三维彩超与之相比可全方位、多切面、多角度观察子宫内膜及宫腔环境，优势十分明显。相比常规阴道超声，经阴道三维超声不仅增加了子宫冠状切面图像，还能清晰地显示宫腔内结构、肌层及宫底结构的立体形态、轮廓大小、表面特征，空间位置关系更清晰、更精准，还可以不受方向限制，从多个方位对内膜病变进行观察，更加直观地展示可疑部位与周围组织的关系，帮助医师更好地判定病情。在正常女性月经周期中，子宫内膜变化受激素调节，分泌末期子宫内膜最厚时，月经来潮，可以引起子宫内膜与前后壁的分离，此时 3D 成像技术可以清晰地显示子宫的冠状切面，进而完整、立体地展示子宫结构。

为了评估二维及三维超声在妇科领域里诊断的准确性，Jurcovic 等 [9] 纳入了 61 名流产和生育力低下的女性，结果显示，无论是否存在子宫畸形，子宫三维超声检查与子宫输卵管造影术的诊断结果基本一致，而二维超声结果假阳性率高。Raga 等 [10] 的研究指出三维超声检查子宫腔及子宫形态畸形的诊断价值可媲美输卵管造影及腹腔镜诊断性检查。Merz 团队 [11] 指出三维超声检查可以作为子宫畸形诊断的常规检查方法，通过 3D 成像技术可以进一步针对畸形子宫进行 3D 打印，复现模型，实现可视化。

三维超声及 3D 打印在临床诊断中的另一个重要价值是检查结束后扫描图像的再生成和处理。二维超声可以作为妇科初筛检查方法，对于疑似有子宫先天性畸形的患者，三维超声及 3D 打印有助于对子宫畸形及其类型做出诊断。

女性异常子宫出血要先辨明出血原因，既可能是发生于子宫的占位性病变，也可能是全身疾病的局部表现，而超声检查在鉴别诊断子宫内膜病变引起的异常子宫出血时，特异性较差。长期且反复的异常子宫出血患者需要行子宫内膜活检以排除子宫内膜恶性病变。而发现有子宫内膜息肉、子宫黏膜下肌瘤的患者，需进一步行宫腔镜下电切术。一些研究指出经阴道二维超声检查是诊断子宫内膜局部病变的可靠方法，而另一些研究则认为将生理盐水注入宫腔，可以显著提高子宫内膜肿瘤的定位及有无肌层压迫等诊断的准确率。而三维超声一定程度上弥补了二维超声在诊断子宫内膜疾病中的不足 [12]。在一项针对异常子宫出血的 36 名绝经妇女的研究中，Bonilla Musoles 等 [13] 比较了经阴道二维超声、子宫输卵管造影、三维超声检查对疾病的诊断率，结果显示三维超声检查对其中子宫内膜息肉的诊断准确率达到100%，而二维超声仅发现了4例子宫内膜息肉中的2例，诊断率仅为50%。LaTorre[14]在他的研究中指出二维超声诊断子宫内膜息肉的特异性仅为69%，而三维超声检查联合3D打印可使诊断的特异性上升至88%，而若要达到100%的诊断特异性则需要通过三维超声造影联合3D打印来实现。

为了对比研究三维超声检查与宫腔镜检查对子宫黏膜下肌瘤诊断的准确性，Versellini等[12]做了相关的临床研究，结果经病理诊断，三维超声检查与宫腔镜检查的准确率相似，两种诊断方法均可作为诊断子宫黏膜下肌瘤的可靠方法，但三维超声对黏膜下肌瘤诊断的灵敏度稍低。Pretorius等[15]使用三维超声宫腔造影技术检查术前子宫黏膜下肌瘤的位置与子宫宫腔的关系，进而评估行宫腔镜电切术的可行性和安全性。47%的子宫黏膜下肌瘤的患者，在经三维超声宫腔造影评估后行宫腔镜电切术，其中只有5%的患者在术中显示与术前三维超声宫腔造影的评估结果有差异。虽然这项研究是回顾性分析，但三维超声在术前子宫黏膜下肌瘤鉴别诊断中的重要性得到了充分的证明。

二维超声检查常规用来测量子宫内膜的厚度，但三维超声检查可以通过1～2 mm的切面扫描后的图像重组技术，实现对子宫内膜更精确的厚度评估。在一项很有趣的临床研究中，Lee等[6]观察到子宫内膜腔的体积、容积随着月经周期规律变化，变化有个体差异性，变化量为0.2～5.5 mL。对于绝经后妇女，三维超声检查判断子宫内膜容积变化相比于单纯测量子宫内膜厚度，对绝经后子宫内膜癌中的诊断有更高的特异性和准确率[16]。研究指出，子宫内膜厚度15 mm为超声可区别子宫内膜癌与正常子宫内膜的临界数值，其诊断绝经后子宫内膜癌的敏感性和特异性分别为83%和88%。而采用三维超声检查评估子宫腔容积为13 mL时，对绝经后子宫内膜癌诊断的敏感性高达100%，特异性高达98%。

以上研究表明3D成像及3D打印技术与传统的诊断方法相比，对疾病的诊断更为精准。而利用3D术前计划及打印技术对手术部位进行实体复现，不仅可以在模型上进行手术操作，更有利于医患沟通。Aluwe团队[17]对5例术前诊断为子宫内膜癌的患者行手术部位的3D打印，首先利用MRI扫描获得的病变部位软组织影像学结合3D打印机制造预手术的3D模型，之后将打印出的3D模型行CT扫描，所得到的模型影像图片与MRI得到的真实图像进行比较，两者的细微差别可忽略不计。深部浸润型子宫内膜异位症是妇科另一常见病，因盆腔累积范围广泛，术前评估尤为重要。Ajao等[18]报道了一例深部浸润型子宫内膜异位症结合3D打印的病例，研究采用3T核磁共振采集患者盆腔图像，将采集到的DICOM图像转换为可被3D打印机识别的STL数据，最后3D打印机还原出盆腔扫描模型。患者在经过术前3D打印模型评估后，采用了腹腔镜下全子宫切除术、左卵巢切除术、右输卵管切除术和子宫内膜异位症病灶切除术。术中见子宫正常大小，左侧卵巢与盆壁粘连，在子宫后壁与直肠之间发现有一个2～3 cm的直肠内异症病灶，直肠与盆底肌肉粘连紧密，手术过程顺利，内异症异位结节完全切除，对肠道没有任何损伤，这主要得益于术前3D模型显示的子宫内膜异位结节与子宫后壁和直肠的明确空间关系。

超声检查，无论经腹部还是经阴道检查，对宫颈癌的诊断意义都有限，但癌性肿物增大引起宫颈形态改变时，三维超声检查有助于判断癌肿病变范围。Chou等[19]在他们的研究中指出，相比于二维超声，宫颈三维超声检查可以较准确地反映出宫颈癌肿的生长类型和肿块体积大小。而三维能量多普勒超声可以通过血流成像技术，利用血流分布、数量、走行等来判断宫颈肿物的良恶性质[20]。3D成像及3D打印技术对宫颈癌诊断和治疗的有效性仍需进一步研究探索。

在过去的20年里，超声成像系统对术前附件肿物的良、恶性性质评估有了更高的可靠性和稳定性。但是由于卵巢组织成分复杂，生育期的女性卵巢在形态和功能上都会发生规律性变化，且卵巢肿瘤病理类型种类繁多，超声检查难以单通过声像图判断卵巢肿瘤类型。

Hata[21]和Bonilla-Musoles[22]团队分别论证了三维超声检查在卵巢肿瘤形态学评估方面的价值，两项研究纳入的浸润性卵巢上皮癌病例数均较少，无交界性卵巢上皮肿瘤病例。其中Hata采用经腹三维超声检查，Bonilla-Musoles则采用经阴道三维超声检查。二维超声可较清晰地辨认卵巢皮样囊肿内部的高回声团及内腔结构。同时，三维超声通过旋转可直观观察肿瘤内壁是否有乳头状突起，乳头状物的形态、大小及数目。两项研究均得出相同结论，与二维超声检查相比，三维超声检查对卵巢肿瘤诊断的特异性和准确性显著提高。但是在卵巢癌的临床诊断中，三维超声检查仍无法替代妇科专科检查、二维超声、彩色脉冲多普勒和血清肿瘤标志物等检查手段的联合筛查。毫无疑问的是，三维多普勒能量成像技术展现的血量灌注信号，高分辨率对卵巢肿瘤的诊断更具优越性。

临床中对于输卵管性不孕患者的诊断，常规可靠的检查方法是 X 线子宫输卵管造影及诊断性腹腔镜检查。超声输卵管造影是近十几年开展的新技术。Randolph 等 [23] 在 1986 年首先使用实时超声子宫输卵管造影替代 X 线子宫输卵管造影评估输卵管通畅的准确度，结果提示两者在诊断输卵管是否通畅的灵敏度和特异度上基本相同，但对于输卵管具体梗阻部位的定位，超声造影准确率下降。检查中造影剂与周围组织重叠，输卵管形态模糊不清，影响判断。

既往一项研究结果表明 [24] 三维能量多普勒超声检查、子宫输卵管造影、腹腔镜检查在诊断输卵管性不孕中均有较高的临床应用价值。Kiyokawa 等 [25] 的最新研究指出，与 X 线子宫输卵管造影术相比，超声的三维造影可以更快速、清晰并实时地显示输卵管的位置移动及形态变化，但诊断输卵管梗阻的假阳性率较高，敏感性仅为 83%[25]。Rempen[26] 最近宣布，三维超声所描绘的子宫内膜腔形状对子宫内膜妊娠的女性来说是不对称的，而对宫外孕的女性来说是对称的。除此之外，三维超声检查可以根据子宫宫腔形态判断子宫内外妊娠 [26]。经阴道二维超声诊断异位妊娠主要基于宫腔外出现的孕囊。而三维超声可同时显示子宫三个相互垂直的切面，通过不同切面的旋转，清晰地显示子宫腔，移动观察宫腔是否对称及孕囊的具体位置，有助于宫角妊娠和间质部妊娠的早期诊断。

深部浸润型子宫内膜异位症常合并多器官受累，可侵犯盆壁、膀胱壁和输尿管，也可累及直肠或结肠壁。3D 打印术前预演模型，可对虚拟深部浸润型子宫内膜异位症进行全方位观察，预先制订详细的手术治疗方案，明显提高手术成功率，降低手术风险，使患者明显受益。对于接受辅助生殖技术的患者 [1]，三维超声能更加准确的反映卵泡的大小和体积。多囊卵巢综合征的患者，以稀发排卵或无排卵、高雄激素血症、卵巢多囊样改变为特征。其中，卵巢多囊样改变指卵泡体积增大、卵泡壁包膜增厚、三维超声因分辨率强，可观察卵巢内的细微结构，通过采用计算机辅助分析测量卵泡数目和体积，有重要的辅助诊断多囊卵巢综合征的价值。

3D 打印技术在妇科手术领域中的应用还包括特殊部位的子宫肌瘤手术和苗勒管畸形相关手术。由于腹腔镜和机器人手术的局限性，体积较小的子宫肌瘤会被遗漏，而在子宫的 3D 模型中，子宫肌瘤可用不同的颜色标注，真实地还原子宫内特殊部位的肌瘤。除此之外，对于多发或者巨大子宫肌瘤，需要行全子宫切除术的患者，术前的 3D 建模，能清晰地明确肌瘤位置及与周围组织膀胱、输尿管、直肠的关系，提前设计手术入路，减少手术副损伤。存在苗勒管发育异常的患者，术前 MRI 成为评估生殖和泌尿系统不可或缺的工具，而根据核磁共振检查数据进行的 3D 建模，可准确地展示宫颈部位的血管和输尿管与子宫的关系 [27]。针对宫颈机能不全和有早产风险的患者，Tudela 团队 [28] 通过产前超声检查获得宫颈长度和半径的数据，通过数据转化，设计出尺寸合适的个性化子宫托预防早产风险。Hakim 等 [29] 利用 3D 打印技术构建合适形状和大小的阴道支架和扩张器。在肿瘤放疗领域，3D 打印阴道模型塞应用于宫颈癌近距离放射治疗已使部分患者获益 [30]。3D 打印药物递送系统，同样可用于阴道近距离放射治疗 [31]。

3D 打印器官研究成果中包括科学家使用 3D 打印小鼠卵巢孕育出健康后代。西北大学的 Laronda 教授 [32] 通过水凝胶交叠构建出卵巢支架，紧密编织的支架作为卵泡发育的新场所，将小鼠的卵泡及分泌激素支持卵泡发育的细胞植入支架中，确保卵泡成熟发育并排卵。将打印的“新卵巢”植回 7 只小鼠体内，3 只正常怀孕并生下幼崽。

3D 打印技术在产科临床中的应用

医学 3D 成像技术是在非手术方法（如超声波）提供人体器官立体的感性认识。在疾病的诊断、治疗方式选择等方面具有重要的指导作用。三维超声是利用二维图像合成立体图像，在产前检查中被广泛应用。三维超声通过与 3D 打印技术相结合打印出胎儿的立体“模型”，使父母提前看到子宫中未出生的孩子。

在怀孕 12 周之前，超声检查可通过测量胎儿的颈部半透明区来评估发育中的胎儿是否患有唐氏综合征及其他染色体异常疾病的风险，可以看到胎儿的四肢、手臂、腿、脸、鼻骨、性器官等。超声不仅可观察胎儿的成长过程，还可以识别胚胎、胎盘及羊水的变化。在患有肌瘤的孕妇中，超声检查可以协助评估胎盘发育、血液循环和子宫肌瘤之间的联系，更准确地预估潜在流产的危险。

Economides 等评估了三维超声鉴别诊断妊娠早期胎儿性别的准确性[33]。研究纳入了 200 名怀孕 12 周前的孕妇。采用三维超声获得并存储每个胎儿的三维数据，利用数据重建矢状面后，测量生殖器结节与切向胎儿背部的假想线之间的角度，构建受试者工作持征曲线以确定诊断男性胎儿的最佳角度值，确认性别后，第二位研究员重复测量给出性别诊断。结果显示，两位研究员对测试的 150 位胎儿（81.5%）均给出了正确的性别诊断，而在其余的 18.5% 的胎儿中，两位研究员或其中之一都无法准确确定性别。研究确认了胎儿性别鉴定中最佳角度诊断值，而且胎龄不影响鉴定的准确率[33]。

孕中期的胎儿三维超声检查是胎儿畸形的主要筛查和诊断方法，胎儿三维超声能全面直观地显示胚胎的解剖系统，对胎儿中枢神经系统解剖发育进行检查，排除脑积水、脑先天缺陷、大脑发育不良等异常情况。此外，三维超声检查同样能清晰地显示胎儿脊柱畸形，多指等发育缺陷。孕晚期，三维超声通过重建颅脑正中矢状面能够显示第三脑室、胼胝体等中线结构，为胎儿神经系统结构发育提供了研究基础。与二维超声相比，使用三维超声更容易诊断胎儿神经管发育异常，同时能够通过数据转换及 3D 打印技术更好地评估颅脑解剖异常。

三维及四维成像技术可以清晰地显示胎儿面部形态结构，与二维成像技术相比较，三维及四维成像通过纵切面及横切面联合扫查，可较为准确地评估胎儿脊柱裂是否存在。相较而言，四维成像技术还可以直接观察和记录胎儿运动，评估胎儿运动神经发育情况，进而预测开放性脊柱裂的临床严重程度。脊柱裂的常见症状表现为截瘫、步态跛行、消化道功能障碍和尿失禁等。脊柱裂的超声声像主要表现为颅骨和脑组织的形态改变，脊柱、皮肤等组织出现连续性中断。在胎儿 20 ~ 22 周时，通过扫描获取一系列胎儿的面部二维图像后，通过 3D 图像重组立体展示胎儿面部情况，清晰地显示胎儿的眼睛、鼻子和嘴唇及耳朵的轮廓。同时根据 3D 成像，医师可以充分评估面部发育畸形的部位及其与周围组织的关系[34]。

遗传咨询、预测流产、术前准备及疾病预后均依赖于高效的产前诊断。唇裂的胎儿由于周围的软组织声像，二维超声只能显示唇缘是否完整，而三维超声具有旋转及平移的特征，可以改变角度进行观察，使诊断更加准确。

由于胎动较多，解剖结构（手、胎盘、脐带）遮挡面部造成面部形象失实，从而导致诊断的假阳性率或假阴性率升高，这也是三维超声产前检查结果并不完全可信，本身存在局限性的表现。

三维超声通过任意角度对面部进行观察，可以更为准确地诊断小颌畸形，小颌畸形又称鸟嘴畸形，常见的临床表现为先天性下颌骨发育不良、下巴短小。患有小颌畸形的胚胎发生染色体核异型的风险增加，常伴有羊水过多。此外，出生后的伴有小颌综合征的婴儿因呼吸道阻塞可出现呼吸障碍，进食不足导致的营养不良等不适，根据畸形程度，常需要多次手术予以纠正。三维超声检查诊断小颌畸形的优势主要在于通过三维超声可以确定下颌骨的位置，同时在多个平面定位，客观地呈现面部正中矢状面，提供面部的多个角度图像，进而提高诊断准确性。

心脏是血液循环系统的动力器官，因解剖结构复杂，胎儿的心脏超声检查难度较大。通过四维超声检查技术，可以有效地观察心脏运动图像，了解心脏的形态和瓣膜功能是否正常，及时发现胎儿的先天性心脏缺陷。三维超声在评估心血管系统疾病方面同样显示了特有的优势，三维超声心动图可以更加精准地了解胎儿心血管结构。通过采集心脏信息后的静态或动态回放，显示心脏的解剖结构及空间关系，发现不易觉察的小畸形[35]。

三维超声检查对诊断泌尿系统异常更为简易准确。利用三维超声可以检查胎儿膀胱的发育及容积大小，以及是否存在先天性肾囊肿及其他泌尿系畸形的情况。

通过以上的论述，三维超声检查在胎儿产前检查中应用范围较广，诊断准确率较高，能够清晰地观察胎儿的身体发育及胎儿脊柱、四肢骨、肋骨的形状结构、连续性和数目。三维超声不仅是检查胎儿四肢完整性的理想工具，也有助于发现孕早期胎儿脊柱裂。三维超声较二维超声检查更易发现胎儿手指发育有无异常及是否伴发畸形（74% *vs.*53%），但三维超声检查有时因为扫描干扰而成像失败，未来四维超声检查有望应用于评估胎儿手臂功能，尤其是手的功能。Plocekinger 和 Budorick 团队的研究成果表明，由于胎儿手臂和腿部的快速移动及遮挡，四维超声成像技术更易顺序追踪扫描胎儿身体运动前后的四肢变化[36]。

Lee 报道了利用三维超声诊断短肢畸形的 1 例病例报道。采用三维超声成像方法观察胎儿骨骼系统发育异常是三维超声的另一个重要应用。根据 Ruano[37] 的研究，三维超声可协助诊断骨骼发育不良的产前诊断。6 例处于胚胎第 27 周至第 36 周的骨骼发育不良的胎儿先进行二维超声检查，再进行三维超声及三维螺旋 CT 检查。将检查结果与出生后婴儿的放射学检查结果进行比较，其中 3 例为软骨发育不全，2 例为Ⅱ型不完全成骨，1 例为软骨发育不良。结果显示，二维超声正确诊断了其中的 4 例，而三维超声及三维螺旋 CT 检查可以精确诊断全部 6 例胎儿。

根据 Merz 等[35]的报道，三维超声成像技术同样可以应用于诊断胎儿泌尿系统结构异常，三维超声能够准确地评估胎儿膀胱体积和肾脏囊肿，此外还可以通过三维超声确定胎儿性别及诊断生殖器异常。

Nicolaides 团队[38]抽取了存储的 38 例孕 11 ～ 14 周单胎妊娠的产前超声检查的鼻骨声像图，图像采用二维超声检查收集了正常胎儿鼻骨的超声表现。重新对脑颅骨进行三维超声检查，将横向切面、冠状切面、矢状面、纵向切面等图像进行重构组合。结果显示二维超声扫描收集的图像质量对三维超声查看鼻骨发育情况非常关键。

临床上，可以用医学模型进行医疗干预规划，也可进行医学教育[39]。对复杂疾病的诊断评估，往往需采取多种影像学联合检测的方法，如超声联合核磁共振检查[40，41]。一项研究[42]将早期妊娠的胚胎肿瘤通过三维超声扫描与 3D 打印技术相结合转化为妊娠肿瘤可视模型。Nelson 团队[8]第一次将三维超声数据通过 3D 快速打印机将图像转化为立体实体模型。

部分胎儿综合征发育缺陷部位不易被识别，如手指和耳朵的畸形。但是，通过三维超声和 3D 打印技术结合构建的真实的 3D 立体模型，能帮助医师更好地识别特殊类型的胎儿综合征。既往研究表明，3D 打印技术有助于鱼鳞病、短肋多指综合征、Klippel-Trenaunay-Weber 综合征、Apert 综合征、Pfeiffer 综合征的产前诊断。

唐氏综合征在超声下的声像表现通常为骨结构异常，如髂骨角度变宽。因为骨盆解剖结构复杂，二维超声无法测量髂骨角度的变化，髂骨角与胎龄相关，为了得到精准的测量结果，利用三维超声成像技术，扫描获得胎儿骨盆的正中矢状图，组合重现后利用 3D 打印技术打印出实体的模型，有利于临床诊断。

到目前为止，对于唐氏综合征的诊断，尚无确切的证据支持三维超声成像及 3D 技术优于二维超声。但 3D 成像及打印技术更准确地反映胎儿大脑的异常。其中最重要的是通过三维超声扫描提供大脑的深层图像，准确及完整的识别大脑整体构造，使诊断变得更容易。

彩色多普勒超声在产科主要集中应用于检查胎盘、子宫动脉和胎儿内部脏器的血流供应。3D 打印模型以三维立体形式呈现扫描图像，医师可以通过模型直观，全方位的观察胎儿血管及血管周围器官。三维多普勒超声对组织灌注压的预测并不十分准确，但随着造影剂及成像技术的发展，使血流量指数评价器官灌注成为可能。

3D 成像及 3D 打印技术是目前医学影像学的高新技术。未来它将以最具革命性的方式改变胎儿成像的方式。

3D 打印技术在医学教育的应用

3D 成像和 3D 打印技术可以根据患者真实的影像打印出 3D 模型，更好地推动医疗领域的发展。既往研究报道 3D 打印技术主要应用于神经外科、整形外科和心血管外科的医学模拟教育中，妇科领域应用较少。

医学模拟教育是在安全仿真的教育环境，利用模拟仿真模型对学生进行医学教学中某专项技能的强化训练，并可以在实践训练中反复操作。学生可获得操作后的实时评分和建设性反馈。

3D 打印应用于医学模拟教育中的优势具体体现如下。

（1）操作反馈：可在多变的场景中进行不同难度的重复练习。

（2）常被纳入大学科研项目及专业医学课程。

（3）定制教育：借助 3D 仿真交互系统提升教学培训效率。

（4）个体化制订学习策略。

（5）定量评估：对学习者的表现进行量化和比

较，这种客观评估是临床医学模拟教育中最关键的目标之一。

（6）构建仿真情景为学习者提供实践机会，学习者通过实践后的复盘反馈加强学习。

（7）高效的教学效率：借助3D模型，仿真不同种类的病例场景，学习者有效地理解相关的病例。

（8）多功能团队培训：对来自不同医学专业和不同教育背景的教育工作者进行标准化培训。

（9）复现复杂及罕见病例：3D打印通过复现复杂模型及手术模拟系统，为学习者提供罕见复杂病例相应场景的操作训练，这也是3D打印技术在医学模拟教育中的主要优势。

（10）3D打印技术建立的实体模型精准度高，在技术探索中发挥重要作用[43-45]。

3D打印技术在医学教育及实践中拥有独特的优势，因其良好的形态展示能力，成为医学学习者的绝好材料。3D打印技术可以为学习者展示各种各样的解剖结构及病例资料，提供相应场景的训练，从而获得有效学习[46]。学习者根据自身的情况与他们将要手术的同尺寸“真实器官”进行练习，发现操作中错误，及时修改，反复练习，真正提高手术的质量。

在医学教育方面，3D打印技术并不能完全取代传统的教学模具，但3D打印技术能展示高度仿真的临床训练模型，明显提高学习者的手术技巧，增强自信心，减少手术并发症的发生。

3D打印制作技术已可以制作逼真的器官模型，如内生殖器检查模型、分娩训练器。器官模型媲美人体组织，在外观、组织弹性等方面与原器官保持一致；母婴分娩训练器功能齐全，形态逼真，可全面模拟分娩过程。虚拟腹腔镜模拟器能够精确地模拟患者的症状，混合实现手术训练，如妇科的异位妊娠已包含于部分腹腔镜模拟器的软件中。

解剖是妇产科诊断和手术治疗的基础，3D打印技术可立体生动地展示每一例患者的结构病变，以提供妇产科诊断和治疗策略，对解剖学习起到积极的作用，真正提高学习者处理普通及特殊病例的能力，如借助三维超声定位胎儿位置，联合羊膜腔穿刺对孕妇进行产前诊断。未来，对妇产科突发事件应急处理的能力和策略是妇产科见习人员的重要培训内容。

结论

3D打印通过虚拟仿真软件制造三维物体，近年来，因软件技术的发展，3D打印技术的精准复制、便携等优势越发显现，已经涉足各行各业，以建筑、工业制造等行业的应用最为明显。3D打印技术因个性化“量身定做”解剖模型，在妇产科领域同样有很好的应用前景。

3D打印模型未来在妇产科中的应用，主要包括以下几个方面：医学教育，术前医师进行手术规划和手术模拟，与患者沟通手术方式、手术后可能的并发症；生产设计治疗某些疾病的专门工具和设备，如恶性肿瘤、生殖道畸形。如之前我们所论述的，未来3D打印技术有望克服原发及继发的生殖缺陷，给不孕不育患者带来希望。

三维超声、CT、MRI均可以通过图像的切割、旋转，直观立体地显示胎儿内部结构的3D图像。随着材料学的进步，不久的未来，3D“触觉软件包”结合特殊的材料有望制作出胎儿复杂畸形的互动模型。对于父母来说，超声检查中看见未出生胎儿的图像是令人激动的时刻，3D打印技术可获得胎儿的全尺寸模型，充当父母与未出生孩子的情感工具。

参考文献与扩展阅读

第八章

3D 打印在神经外科中的应用

Alkinoos Athanasiou[1, 2], Torstein R. Meling[3, 4], Alexandros Brotis[5], Alessandro Moiraghi[3], Konstantinos Fountas[5], Panagiotis D. Bamidis[6], Ioannis Magras[1]

[1]Department of Neurosurgery, AHEPA University General Hospital, Aristotle University of Thessaloniki (AUTH), Thessaloniki, Greece

[2]Lab of Medical Physics, School of Medicine, Aristotle University of Thessaloniki, Thessaloniki, Greece

[3]Service de Neurochirurgie, Ho^pitaux Universitaires de Gene`ve (HUG), Geneva, Switzerland

[4]Faculty of Medicine, University of Geneva, Geneva, Switzerland;

[5]Department of Neurosurgery, Larisa University General Hospital, University of Thessaly, Volos, Greece

[6]Professor of Medical Physics, Medical Informatics and Medical Education, Lab of Medical Physics and Digital Innovation, Department of Medicine, School of Health Sciences, Aristotle University of Thessaloniki, Thessaloniki, Greece

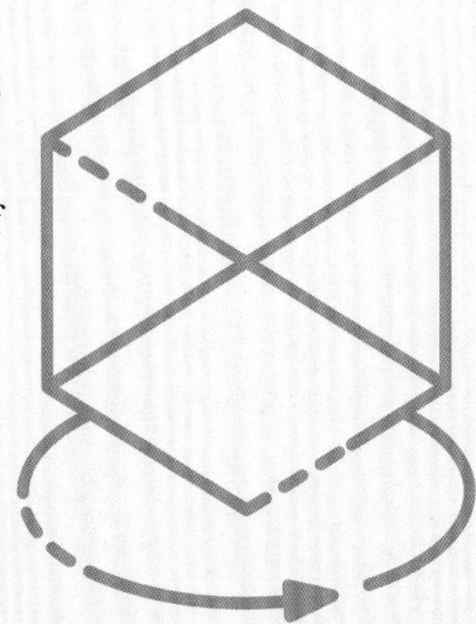

译者：贾若飞、盛文乾君

审校：孙一睿

引言

3D 打印是一项基于计算机辅助设计模型和逐层增材制造工艺的新技术。3D 打印作为一种工艺，允许使用专用打印机快速制造高保真的 3D 模型。这项技术初现于 20 世纪 80 年代，在 20 世纪 90 年代主要用于工业领域的快速模型制作[1]。在过去 10 年中，得益于其精度、可打印材料范围、降低生产成本，以及技术本身的可及性（达到商用、家用 3D 打印机的程度）方面的逐步进步，基于 3D 打印工业生产的可行性大幅提高，并且极大扩展了其应用范围。众多新颖的方法开始应用于诸多生物医学领域中。如今的医疗设备、植入材料、假肢及细胞打印都在这项技术的范围内[2，3]。目前的 3D 打印在生物医学中的研究包含了高度创新的主题，如制造病理组织和器官模型、个性化植入物、靶向治疗给药、生物活性和可生物降解支架，甚至是活体器官的制造。神经科学的应用，如通过 3D 微打印导管和支架进行外周神经再生，被视为目前最前沿的研究主题之一[4-5]。

基于医疗实践的现状，神经外科被广泛认为是要求最严格和最复杂的医学专业之一，因为它涉及精细和高度关键的神经和血管。即使是最标准的神经外科干预措施或最常见的病变也会涉及和影响神经和神经血管组织，几乎没有容错的余地。文献中已经尝试和描述了各种用于神经外科的 3D 打印技术的新方法，包括但不限于制造教育或培训模型和植入材料的原型。对于复杂的颅底肿瘤已使用复合虚拟模型和 3D 打印的实体制造物进行了可视化处理以显示颅底关键的解剖结构，包括大血管、颅神经、鼻窦和诸如桥小脑角等区域。硬脑膜静脉窦逼真的神经解剖模型极大促进了医学生、受培训人员和专家对大脑及小脑循环的理解[6-8]。

虽然目前 3D 打印还不属于标准的神经外科实践项目，但其可能应用的多样性和新颖性强化了这种技术对该领域的预期影响。因此，在过去几年中，人们也在试图研究、推进和预测这项新技术在神经外科专业中的应用。该领域的发展一直在迅速加快，虽然 2016 年的一项系统回顾研究只找到在 2011—2015 年期间的不到 40 项相关研究。但在最近几年里，与 3D 打印技术的进步和成熟相关的许多论文已经发表[3]。

我们将在神经外科领域使用的 3D 打印技术大致归纳为 4 个主要方向，我们也可以设想每一个方向的进一步进展和未来的发展。虽然各方向之间存在重叠，但我们仍尝试将该领域分为以下几类。

（1）血管正常生理解剖及其相关异常如动脉瘤和动静脉畸形（arterial venous malformations，AVM）的划分，将使人们更好地了解该疾病的具体特征，并对手术切除或血管内治疗这类疾病进行最优规划。

（2）复杂的中枢神经系统（central nervous system，CNS）肿瘤，特别是脑室内或颅底肿瘤与正常结构之间位置关系的立体定向可视化，可以显著改善与颅神经或深部结构损害有关的术后并发症发生率。

（3）对脊柱畸形和医用器械生物力学影响的治疗计划的研究可以提高这些治疗的整体安全性和有效性，同时也能减少器械失效和矢状平衡失调的情况。

（4）出于教育目的研究：正常的中枢神经系统解剖和简单的病例模型，如椎间盘突出症，可提高年轻神经科学家和神经外科住院医师的理论及实践教育，减少对尸体研究的需求，增加对特定应用和手术技术的实际操作和接触并“简单化”神经外科手术的学习历程。3D 打印技术在神经外科中的应用，如植入物、装置和设备的工程和原型设计也得到了进一步的发展。

上述在神经外科领域实施 3D 打印技术的方法将在本章中详细阐述，我们试图全面回顾该技术在血管神经外科、神经肿瘤学、脊柱外科、外科教育和原型设计方面的进展和成就。我们也尝试去确定 3D 打印技术在解剖学教育、术前规划、手术培训和术中应用等方面的强劲潜力，同时讨论目前仍然存在的限制并设想未来将要突破该限制的里程碑。

血管神经外科

◆ 术前计划和外科培训的新领域

脑血管神经外科需要高质量的手术结果和最佳安全水平。动脉瘤、AVM 和硬脑膜动静脉瘘等疾病往往牵涉复杂的血管神经结构，医师需要对其三维结构和周围的解剖结构有深刻的了解，以便正确地进行治疗。然而对医学图像的解释历来仅限于二维媒体，如教科书和计算机屏幕。相比之下，3D 打印可以将医学图像转换为真实的三维结构。这项技术的主要优势在于非侵入性获得的解剖结构的可视化，用于疾病诊断、制订手术计划及对受培训人员和患者的教育[9，10]。创建定制的高分辨率模型的可能性被认为是外科培训中最吸睛的创新之一，同时也是有经验的外科医师面对非常复杂的病例时的有用演练，以及让住院医师获得强化和沉浸式培训成为可能。鉴于这些原因，3D 打印被认为是一种有效的培训方法，正如欧洲神经外科学会（the European Association of Neurosurgical Societies，EANS）青年神经外科组和 EANS 培训委员会最近的调查报告所显示，在这个减少接触手术室的时代，3D 打印提供了逼真的解剖学重建，可以促进手术技能的掌握 [11-16]。

◆ 手术计划

过去几十年以来放射成像技术不断发展，随着三维计算机体层血管成像（3D computed tomographic angiography，3D-CTA）和数字减影血管造影（digital subtraction angiography，DSA）在日常实践中的引入，外科医师在脑中重建极度复杂的血管解剖结构并将其投射到患者头部的能力被赋予了极大的重要性。即使在 3D 渲染重建的情况下，这些图像也经常在平面的二维屏幕上进行可视化，这使得病理和正常结构之间的深度和解剖关系的评估变得困难。在这种环境下，使用 3D 打印可以提供真实的针对患者的高保真物理模型（图 8.1），其可以从任何角度进行观察，代表了一种潜在的更先进的可视化方法。此外，由于最近的技术发展，这种方法变得更便捷、更便宜，构成了对传统放射学技术的真正补充，使复杂血管网的具现化成为可能。在 Randazzo 等最近的一次系统性文献回顾中有 36 篇文章报道了在神经外科领域使用 3D 打印的研究经验，其中 12 项与脑血管应用有关 [17-19]。这反映了人们对这项技术的兴趣，而神经外科其他领域，如神经肿瘤学、功能性神经外科或脊柱外科，迄今为止这项技术在文献中的代表性较低。由于 3D 打印模型可以改进手术计划，在一些需要治疗 AVM 和颅骨畸形的小儿患者中，也可以使用 3D 打印模型优化手术方案，缩短手术时间 [3, 20-21]。

在 3D 打印技术出现之前，就有人描述过使用人工模型进行神经外科手术规划。1986 年，Schultz 等利用 3D 丙烯酸和塑料模型对一对进行颅骨分离的连头双胞胎进行了预先治疗规划。与医学“艺术家”和修复专家的协商对于创建患者的精准模型非常重要。在“3D 打印时代”，也有使用实物模型来规划连头双胞胎手术的报道 [22]。特别强调的是，这些模型对于了解双胞胎共享的血管结构之间的三维关系非常重要。通过这些可消耗的模型，实现骨质和皮肤的重建及与脑血管造影相关静脉解剖的再现被证明对手术规划特别有用。这些模型对选择最有效的手术策略至关重要，在进行 360° 解剖评估后，允许设计量身定做的器械（手术台、头架、立体定向架……），以便更好地协调多个团队 [23-24]。

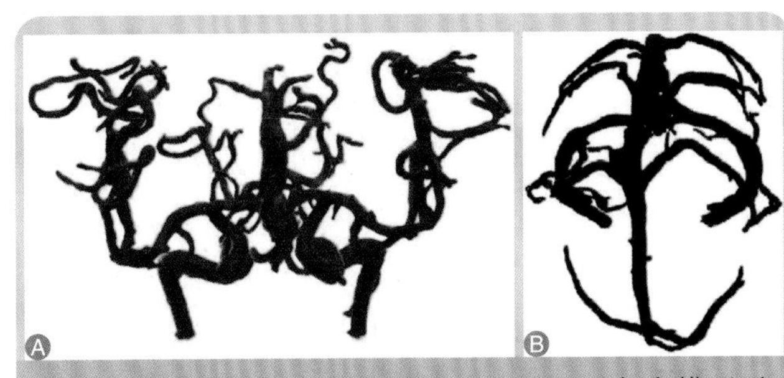

图 8.1　颅内动脉（A）和静脉（B）的 3D 打印模型再现正常的解剖结构，对住院医师、医学生或患者的教育很有帮助（这些产品是 Kezlex 系列的一部分，由日本东京的 Ono and Co., Ltd 制造）

D’ Urso 等是第一个在固体材料中复制患者的脑血管形态的人。他通过将 CTA 和磁共振血管成像（magnetic resonance angiography，MRA）的原始图像下载到一个专门的计算机工作站，获得了 19 个人工模型。然后原始图像数据被转换为与制造模型的立体光刻设备兼容的格式。最初的三维重建是使用体积渲染技术进行的。血管和骨骼之间的分割是通过图像阈值实现的，与重要血管及分支不相连的结构用三维连接功能去除，再将轮廓数据用来创建最终的对象文件并发送到立体光刻设备上。在制造过程中，激光束根据脑血管的轮廓将光敏液体树脂单体层固化后在紫外光炉中对得到的物体进行硬化。这些模型的效用在手术后由神经外科医师负责进行评估。这些报道指出，除外一个案例（患者出现血管内血栓），其他的 3D 模型都能够准确地表现脑血管和动脉瘤的关系。因此，这种可触摸的解剖概观甚至可以帮助没有经验的外科医师迅速了解动脉瘤的空间组织，而不需要将多个图像在脑中进行复杂的重建或替换血管体积。报告中还指出，这些模型有助于将患者的头部定位在最合适的入路角度上，也有助于理解三维解剖结构，使外科医师在手术中更有信心。还可以在人工模型上尝试合适的动脉瘤夹的长度、形状和方向（图 8.2），从而开发出一种新型的直接模拟 [25-26]。

该产品是 Kezlex 系列的一部分，由日本东京的

Ono and Co., Ltd 制造。

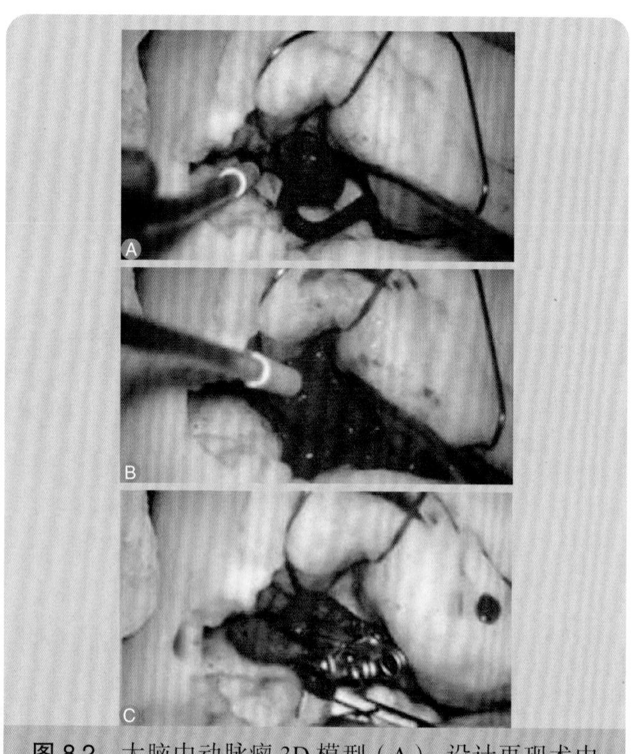

图 8.2　大脑中动脉瘤 3D 模型（A），设计再现术中动脉瘤破裂（B），用于控制出血和紧急夹闭的训练（C）

Kimura 等制作了单个脑动脉瘤的三维弹性空心模型，用于术前模拟和手术训练（3 个回顾性病例和 7 个前瞻性病例）。他们还应用了立体光刻技术，并使用原型机根据血管壁的解剖结构，用紫外线下硬化的橡胶状聚合物制作模型。然后根据所选择的方法，用软线或塑料黏土固定动脉瘤模型，并沿手术视野定向。最后在手术显微镜下使用各种类型的动脉瘤夹以确定最合适的尺寸、形状和上夹方向。在一个深部的椎–基底动脉瘤病例中，他们设计了一个实体 3D 模型，包括动脉瘤、血管和颅底骨质。然后他们模拟了开颅手术并模拟了通往动脉瘤的手术通道。开发这些模型的目的是通过替代真实的三维动脉网络，在术前模拟颅内动脉瘤的手术修复（关于夹子属性和方向的选择）。这种技术也可以帮助年轻的神经外科医师制订他们自己的手术策略，使他们能够面对在狭窄的手术通道中进行手术和应用动脉瘤夹时的潜在困难。不幸的是，这些模拟技术缺乏对周围大脑结构的呈现，这些大脑结构是限制动脉瘤手术中的可及性和可操作性的主要因素之一。此外，在研究解剖的准确性时，研究者承认在复制小动脉和避免静脉成分污染实体 3D 模型方面存在困难，只有经验丰富的血管神经外科医师才能将其与动脉成分区分开来。在两个使用这些模型的病例中，由于原始图像的限制及依赖操作者进行的血管次优分割，导致动脉瘤颈部的复刻情况较差。这些方法的另一个缺点是缺乏关于动脉瘤壁和载瘤血管的厚度或生物力学特性的信息，而这些信息对于预测它们在夹闭过程中的形变是很有用的。因为这些引人注目的技术昂贵，并且准备一个模型通常需要几天时间，所以进行这样的模拟并不适用于像颅内动脉瘤破裂这样的紧急状况[26-27]。

Kondo 等报告了他们治疗 22 名患者的经验，其中未破裂的颅内动脉瘤是通过 3D-CTA 的 3D 打印模型再现的。研究人员发现，颅骨、主要动脉和血管长度的显微外科解剖被塑造得非常精确，从而总结出通过这种方法制备的 3D 打印模型对神经外科模拟很有帮助[28]。

◆ 血管内的应用

众多研究小组已经报告了使用该技术在再现复杂血管结构的准确性方面获得了令人鼓舞的结果。根据现有的出版物，只在少数病例和特定解剖区域观察到术前成像和 3D 打印模型之间具有明显差异，证明了再现颅内血管和周围解剖结构的准确性和真实性[13，18，21，28-33]。特别是 Ionita 等使用一台能够应用 17 种不同的材料制造 3D 模型的打印机来再现缺血性卒中时的血管内模型，以进行取栓手术。他们能够打印出 16 μm 的超细层，这对于显示血管的细节、复杂的几何形状和非常薄的管壁（如颅内血管结构）来说是非常理想的。在刚性材料中，对小于 50 mm 的特征，每个打印平面的精度在 20 ~ 85 μm，对于全模型尺寸，精度可达 200 μm。净打印面积为 255 mm × 252 mm × 200 mm。对于软质材料，每层的分辨率约为 32 μm，平面内精度可达 200 μm。这些模型分 3 个步骤进行测试：X 射线成像，程序模拟，以及锥形束 CT（cone beam computed tomography，CBCT）以验证几何精度。每个模型都被连接到一个软管泵上，并对每个模型进行平面和旋转血管成像。对于复杂的模型，他们获得了血管通畅性和流量的定性评估。这些模型非常精确；模型和患者几何形状之间的几何差异与体素大小相同，小于 125 μm。这一优点使该项技术运用在设备开发测试和医学研究方面变得非常有用。导管的机械行为和介入术者感受到的触觉反馈与临床上的情况非常相似[34]。血块很容易被送到所需的位置，而且它们不会被系统中的水流带走。有时，由于手术导致血块碎裂，造成更远端的分支被堵塞，这与一些临床病例中的情况相似。为了证明 3D 打印模型的准确性和可靠性，Namba 等试图确定插入动脉瘤囊内的微导管的形状，并能在 10 个连续的患者中进行正确的预测[32]。

◆ 外科培训

打印的血管模型已被用于模拟真实动脉瘤内的血流动力学，并用于练习动脉瘤夹闭手术：通过更好地了解血管解剖结构，这项技术似乎能使术前的手术规划变得更加简单。为了评估在神经血管训练中的潜在应用，Mashiko 等使用了 3 个特定的患者模型：一个修整过的颅骨、一个具有弹性可伸缩的大脑和一个空心弹性动脉瘤及其载瘤动脉[29, 35]。大脑模型是使用 3D 打印机通过铸造技术制作的，而动脉模型通过 3D 打印和失蜡技术制作。受训者能成功地按照实际手术步骤进行模拟，他们的手术技能在完成培训后均有提高。基于现有的经验，我们可以想象，在未来，使用 3D 打印的模型将在外科培训中发挥更重要的作用，部分取代标准的尸体培训[35]（图 8.3）。3D 打印的主要优势是可以重现真实的疾病，并随后在真实病例上进行训练，且模型可以重复使用。

该产品属于 Kezlex 系列的一部分，由日本东京的 Ono and Co., Ltd 制造。

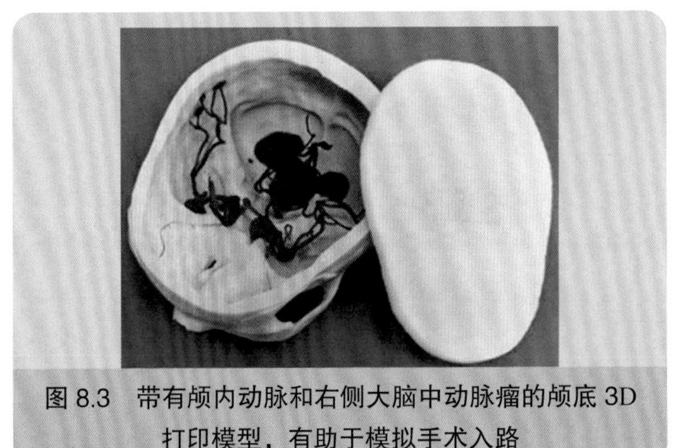

图 8.3　带有颅内动脉和右侧大脑中动脉瘤的颅底 3D 打印模型，有助于模拟手术入路

神经肿瘤学

占据空间的病变增加了脑部解剖的复杂性。根据肿瘤的位置，正常组织被扭曲，解剖平面难以分离，解剖结构之间的联系也发生变化。因此，蝶鞍部肿瘤经常包裹颈动脉并压迫视交叉；桥小脑角区的肿瘤压迫脑干和面神经；胶质瘤使主要的关联通路形变，包括皮质脊髓束和视觉通路。最终的结果是传统的解剖学标志变得毫无用处，空间定位成为一项艰巨的任务，选择最佳的治疗方案具有挑战性，并增加了损伤包括神经和血管在内的脆弱结构的风险。此外，对于年轻的神经外科受训者来说，为了达到目标安全水平，手术学习曲线会变得愈发陡峭，医师与患者之间的沟通也不可避免地受到阻碍。最初，快速原型模型是根据 CT 和 CTA 获得的数据构建的，限制了它们在颅底病变中的应用。值得注意的是，颅底肿瘤在组织学上大多是良性的，但由于其接近关键结构，与重大的并发症发生率和死亡率有关。随着更加先进的 MRI 模式的广泛使用，其使用范围也被扩展到脑内胶质瘤的诊治。功能性 MRI 被用来划分大脑皮层区域，而弥散张量成像（diffusion tensor imaging，DTI）促进了主要神经束的可视化，如锥体束和胼胝体。如今，3D 打印模型被认为是脑神经肿瘤学的一个有前景的辅助工具，涉及一个不断扩大的领域。它们有助于手术规划，其使用范围从简单的手术活检扩展到开放式手术、经鼻内镜手术和立体定向激光间质热疗（laser interstitial thermal therapy，LITT）。同时，包含肿瘤的 3D 模型的作用已被频繁地用于神经外科培训和与患者的交流。最后，3D 打印技术在放射治疗固定面罩（radiotherapy immobilization masks，RIM）构建中的应用也得到了详细描述。

◆ 手术计划

肿瘤神经外科的最终目标是在保持患者功能完整的情况下彻底切除病灶。反过来，精确地显微神经外科手术除了基本的解剖学知识外，还要求对个性化的神经解剖结构有很好的理解。对于外科医师来说，了解肿瘤与相邻功能区和神经束的空间关系确实很重要，尤其是轴内肿瘤（表 8.1）。

3D 打印模型在轴外病变手术规划中的重大贡献最初在 20 世纪 90 年代末得到认可，当时 Abe 等评估了 3D 打印模型在 7 名颅底肿瘤患者治疗中的应用。这些模型是根据颅骨 CT 数据构建的，同时在模型中加入了病变和邻近神经及血管的手工模型[36]。研究者总结道：颅底的制作是准确的，包括其椎间孔和乳突气房，而且这些模型对所有 7 名患者的成功治疗都有重要作用。然而，他们认识到，由于 CT 扫描中的伪影，蝶鞍及上斜坡区没有得到很好的复刻。

Muellman 等研究了 3D 打印模型在 3 名岩斜区肿瘤患者的手术计划中的作用。这些模型是用立体光刻法建造的，而肿瘤是用丙烯酸漆突出显示的[41]。研究人员表示，不同的方法在曝光方面存在明显的差异，这对选择最佳手术入路很有帮助。Kondo 等重新报告了使用不同密度网格的 3D 打印模型对肿瘤复制的效用。这些模型是基于 CTA、MRI 和 DSA 数据来复制颅骨、肿瘤、颅内血管及脑干的[39]。

表 8.1　关注 3D 打印模型在神经肿瘤学手术规划中的作用研究汇总

作者	目标	研究设计	原发病变	数据集	复制的结构	结果
Abe（1998，日本）[36]	用于手术规划和模拟的 3D 打印模型的定性评估	回顾性队列；7 名患者	颅底病变	颅底的骨质 CT	使用立体光刻技术制作的头骨模型，以及肿瘤、主要血管和颅神经的手工模型	颅底被准确制作出来，包括颅底各孔和乳突气房。然而，由于 CT 扫描中的伪影，鞍区和上压槽区没有得到很好的再现。所有 7 名患者的手术都很顺利
Oishi（2013，日本）[37]	应用先进 3D 打印成像和建模技术的互动式手术前模拟的定性评估	回顾性队列；12 名患者	颅底或颅内深部肿瘤	CT，CTA，Gd 3D SPGR MRI，TOF-MRA，DSA	使用选择性激光烧结法制作的颅骨、颅内血管和神经及占位性病变的模型	彩色印刷石膏模型的显微镜观察为确认真实的手术解剖提供了实质性的效用
Spottiswoode（2013，德国）[38]	在深部脑肿瘤的手术计划中使用功能性 MRI 的 3D 打印模型的定性和定量评估	回顾性队列；2 名患者	在运动皮层附近的病变	手足运动任务的 T_1WI 3D MPRAGE MRI 和 fMRI	患者 1：整个大脑和小脑；患者 2：一个较小的大脑区域。病变和 fMRI 区域是手工绘制的	这些模型被证明具有可接受的准确性，其平均尺寸误差小于 0.5 mm
Kondo（2016，日本）[39]	2 位神经外科医师对带有颅底肿瘤的 3D 打印模型进行了定性评估。各种密度的网织物复制了该肿瘤	回顾性队列；4 名患者	岩斜区的颅底病变	CTA，Gd 3D MRI，DSA	制作了头骨、血管、肿瘤和脑干的模型	在有网状肿瘤的 3D 打印模型中，颈内动脉、基底动脉和脑干及这些结构与肿瘤的位置关系比在有实体或无肿瘤的 3D 打印模型中更明显
Lan（2016，中国）[40]	用于手术规划和模拟的 3D 打印模型的定性评估	回顾性队列；3 名患者	NA	CT、CTA 和 MRI（包括 DTI 和 fMRI）	颅内血管和神经、脑瘤、功能区和传导束	该模型准确地显示了肿瘤与颅内血管、锥体束和功能区之间的空间关系，有助于选择最佳的手术方式，避免对脑功能的损害
Muelleman（2016，美国）[41]	通过测量打印的解剖结构的保真度和比较不同方法提供的肿瘤暴露，对颅底手术规划中的 3D 打印模型进行定性评估	回顾性队列；3 名患者	岩斜区肿瘤	颅底或颞骨 CT 和脑 MRI	使用立体光刻技术的肿瘤和骨骼。肿瘤是用丙烯颜料突出显示的	3D 打印模型对术前规划有重要作用。我们注意到，对于类似或相同的方法，模型之间的曝光有明显的差异。一个值得注意的缺点是，打印过程中没有复制乳突气房
Lau（2017，澳大利亚）[42]	定量评估一个儿科患者脑瘤的 3D 打印模型，以划定肿瘤及其周围的解剖结构	案例介绍	毛细胞型星形细胞瘤	Gd MRI	小脑和脑肿瘤	研究发现，3D 打印模型提供了大脑解剖结构和肿瘤的真实可视化，并加强了对与周围结构有关的病理学的理解。在 3D 打印模型和计算机化模型之间脑肿瘤直径测量的平均差异为 0.53 mm（0.98%）

续表

作者	目标	研究设计	原发病变	数据集	复制的结构	结果
Thawani（2017，美国）[43]	教员和住院医师用 Likert 五分量表对脑内病变和相关的白质束解剖进行 3D 打印模型的定量评估	横截面研究；3 名患者	弥散性低级别胶质瘤	T_2 和 FLAIR MRI	使用立体光刻法，对肿瘤、皮质脊髓束弓状束和胼胝体进行复刻	研究发现，教员的分数范围为 4.25 ~ 5.0（平均 4.75），住院医师（研究生 3 ~ 6 年级）的得分为 4.6 ~ 5.0（平均 4.77）
Cingoz（2019 土耳其）[44]	从手术时间和住院时间的角度对鼻内镜垂体手术的 3 种 DP 模式进行定量评估	前瞻性对照试验；12 名患者	垂体腺瘤	鼻窦 CT 图像	鼻腔、蝶窦开口鼻窦口、鼻泪管、颈内动脉、视神经管、鼻甲和蝶腭孔	有和没有 3D 打印模型的患者的平均手术时间分别为 106 min 和 152 min。同样地，有和没有 3D 打印模型的患者的平均住院时间分别为 3 天和 6 天。所有的差异都有统计学意义（$P < 0.01$）

总结：与实体模型相比，网状肿瘤增强了对肿瘤病灶和邻近结构之间解剖关系的理解。最近，Cingoz 等评估了 3D 打印模型在经鼻内镜垂体瘤手术中的效用，即手术时间和住院时间。有和没有 3D 打印模型的患者的平均手术时间分别为 106 min 和 152 min[44]。同样，采用和不采用 3D 打印模型的患者的平均住院时间分别为 3 天和 6 天。所有的差异都有统计学意义（$P < 0.01$）。

3D 打印在手术计划中的应用延伸到了对轴内肿瘤的管理。Oishi 等对在 12 名颅底或颅内深部肿瘤患者的手术前模拟中加入的 3D 打印模型进行了定性评估。这些模型利用基于 CT 和 MRI 数据的选择性激光烧结方法构建并复制了多种结构，包括颅骨、颅内血管和神经及占位性病变[37]。报告中指出，对打印模型的微观观察提供了手术解剖结构的真实复现。在另一项准确性研究中，Spottiswoode 等对 2 名病变在运动皮层附近的患者的 3D 模型的准确性进行了量化。该技术的准确性是通过理论和打印一个几何模型来评估的，观察到的平均尺寸误差小于 0.5 mm。这些模型完全基于 MRI 数据来建立，包括手足运动的功能性 MRI[38]。在进一步的研究中，Lan 等构建了用于脑肿瘤切除的颅脑模型，描述了锥体束、视束和视放射及除了肿瘤之外的一些在术中明显的功能区。使用基于功能性 MRI 和 DTI 打印的实际尺寸的 3D 模型很方便[40]。同样，脑科专家和住院医师在一项横断面研究中使用 Likert 五分量表对 3D 打印模型与弥漫性低级别胶质瘤（diffuse low-grade gliomas，DLGG）和相关白质束解剖的准确性进行了定性评估。T_2 加权图像和流体衰减反向恢复图像被用来再现 DLGG、皮质脊髓束、弓形束和胼胝体[43]。报告指出脑科专家（4.75）和住院医师（平均 4.77）对其复现准确性表现出较高满意度。

对后颅窝内病变的经验是有限的。Lau 等研究了一个 3D 打印模型的准确性，该模型描述了一个 6 岁儿童的小脑星形细胞瘤，以划定肿瘤及其周围结构。报告指出该模型提供了区域解剖结构的真实可视化，与计算机模型相比，肿瘤直径的平均差异高达 0.53 mm[42]。

◆ 神经外科培训

3D 打印模型在神经外科培训中的作用主要通过横断面研究来进行。这些模型很逼真，增强了学习效果，并被专家和受训者所接受（表 8.2）。Warran 等以 1 位丘脑病变的患者为原型创建了 4 个精确的复制品，将各种组织结构区分为皮肤、骨骼、硬膜、肿瘤及其周围脑组织[45]。

在对颅内病变手术进行全面的理论研讨后，4 名学员和 2 名专家进行了无框架活检，记录了获取活检所需的总时间和手术的成功率。受训者需要 22 min 和 2 ~ 5 次尝试来计划和成功进行无框架活检。而两名专家第一次尝试便成功，整个过程持续了约 16 min。此外，3D 打印模型对于模拟常见的神经外科手术是有用且准确的。同一学者评估了 3D 打印模型的多材料效用，通过基础神经外科步骤来加强培训，从导航和规划到开颅手术和简单的肿瘤切除。这些模型清楚地描述了皮肤、皮下组织、骨骼、硬膜、正常大脑和肿瘤，结果令人满意[46-47]。特别是手术模型的组织特性良好，尽管皮肤触感稍僵硬且硬脑膜上缺乏相应血管。由于打孔器停在硬脑膜界面上，而且切割器的脚板能够将硬脑膜层与骨头分开，所以骨头的表现与天然骨一样。最重要的是，这些模型显示了与导航设备的良好兼容性，允许精确的注册和手术规划。在Kondo等的一项研究中，13位专家重点研究了表皮样岩斜区肿瘤病例的岩骨3D打印模型在手术培训和经颅手术中的作用。这些模型根据CT、MRI和DSA构建，详细地复制了岩骨，包括听小骨、面神经管、耳蜗、半规管和主要颅神经等结构[50]。3D图像和3D打印模型之间的解剖重复性是一致的。3D打印模型在11个解剖部位中的3个部位的估计距离和测量距离之间的误差比3D图像小。3D打印模型中所有11个部位的误差都比3D图像的小。

表8.2　侧重于颅内肿瘤病例的神经外科培训研究汇总

作者	目标	研究设计	数据集	结构	测量的参数	结果
Waran（2014，马来西亚）[45]	定量评价在外科医师进行无框活检培训中使用DDP建模进行定量评价	横断面研究；8位受训人员和2位专家	CT和MRI来自一位有一处丘脑深部病变的患者	皮肤、骨骼、硬膜、肿瘤，以及周围的脑组织	尝试注册活检和脑活检的次数及成功进行活检的时间	平均2.5次尝试及8～9 min为成功注册导航所需的时间。成功进行活检的尝试次数为2～5次，用时22 min
Waran（2013，马来西亚）[46]	定性评价使用导航系统模拟常见神经外科手术的3D打印模型	横断面研究	CT分别来自脑积水、右额部病灶及斜坡脑膜瘤的3位患者	2个颅骨模型及1个头骨上有皮肤层的模型	在两个导航系统上注册、规划和导航的能力	两个导航系统对所有模型均进行了准确评估，并按计划进行了必要的模拟
Waran（2014，马来西亚）[47]	定性评估多材料3D打印模型在加强手术模拟培训中的作用	横断面研究；3位受训人员和1位专家	CT来自一位患有位于额叶皮层的脑肿瘤的患者	皮肤、骨骼、硬膜、肿瘤，以及脑组织	使用4分制量表来评估复刻组织的柔韧性、可操作性及质地	3D打印的使用产生了更真实的具有多种组织的模型，这使得培训经验得到改善
Waran（2015，马来西亚）[48]	定性评价3D打印脑室内液体模型对培训外科医师行内镜三脑室底部造瘘及脑室内活检的效果	横断面研究；12位受训人员和3位专家	CT和MRI来自一位患有脑积水和松果体瘤的患者	皮肤、骨骼、硬膜、脑脊液、脑室间透明隔、穹窿、脉络丛、肿瘤、血管和血液	外科医师基于Likert五分量表的若干领域的若干领域评估模型	手术过程得分：4.6；手术解剖得分：3.2；脑室造瘘操作得分：3；活检操作得分：4
Lin（2018，中国）[6]	对颅底肿瘤手术培训的3D打印颅神经模型进行定性评价	横断面研究；16位专家	2个鞍区肿瘤和1个听神经瘤病例的三维 T_1WI TFE和DTI序列	颅骨、大脑、肿瘤、血管、视交叉和面神经	使用5分制量表评估准确性、实用性和满意度	准确性得分：3.94；实用性得分：4.14；总体评价：3.8
Lin（2018，中国）[49]	对3D打印模型在提高鞍结节脑膜瘤手术学习曲线方面进行定性评价	前瞻性队列；3D打印组：22；Atlas组：20	4名鞍结节脑膜瘤患者的CTA和MRI	颅骨、肿瘤、血管和视交叉点	对14个项目进行了预试和后试。每个正确的答案得1分	DP模型组的后测分数和分数差异明显更高。研究组并不影响平均操作时间
Kondo（2019，日本）[50]	评估用于联合经岩骨入路手术培训的岩斜区表皮样肿瘤病例岩骨的3D打印模型	横断面研究；13位专家	CT、MRI和DSA	颅骨、岩骨、听小骨、面神经管、耳蜗、半规管、脑干、CN Ⅴ、CN Ⅶ和CN Ⅷ、颅内血管	使用Likert4分量表和一组解剖标志间的距离来评估解剖学再现性	3D图像和3D打印模型之间的解剖学可重复性是一致的。3D打印模型在11个解剖部位中的3个部位的估计距离和测量距离之间的误差比3D图像小。所有11个部位的3D打印模型的误差都比3D图像的小

打印的 3D 原型模型在加强学习方面作用显著。更具体地说，Lin 等研究了 3D 打印模型在提高鞍结节脑膜瘤手术的学习曲线方面的效用。第一组 20 名学员使用彩色图谱学习，第二组 22 名学员使用 3D 打印模型学习[49]。记录 14 个项目的试验前和试验后的分数。3D 打印模型组的后测分数和分数差异都明显更高。研究组并不影响平均手术时间。神经外科专家和受训者对神经外科培训中使用 3D 打印模型均持满意态度。在一次关于神经内镜第三脑室底部造瘘术（endoscopic third ventriculostomy，ETV）和脑室内活检的研讨会上，12 名受训者和 3 名专家用 Likert 五分量表对有松果体肿瘤和脑室内积水的 3D 打印模型进行了评价。这些模型根据 CT 和 MRI 数据构建以复制多种结构，包括室间隔、穹窿、脉络丛和颅内血管[48]。研究者报告了对手术解剖（3.2/5）、手术过程（4.6/5）、ETV（3/5）和脑室内活检（4/5）的中度至高度满意度。同样，16 位专家用 Likert 五分量表评价了具有主要颅神经的 3D 打印模型在颅底肿瘤手术培训中的准确性、实用性和总体满意度。准确性得分高达 3.94/5，而可预测性和总体满意度得分分别为 4.14/5 和 4/5[6]。

◆ 在放射治疗中的应用

3D 打印技术已被应用于 RIM 的构建。后者是基于头部和颈部的 CT 数据构建的（表 8.3）。Fisher 等采用 Hausdorff 距离来分析通过重新扫描一个有印刷掩模位置的模型而获得 CT 切片。报告指出，80% 以上的切片的中位“较差”公差约为 4 mm，印刷面罩可以达到与临床上常用系统相似的固定水平。此外，Laycock 等对用于 3D 打印 RIM 的 3 种材料的剂量学特性进行了临床前评估。该研究得出结论，研究中的大多数可能的候选 3D 打印材料导致治疗性照射波束的衰减非常相似[51, 52]。最后，Pham 等利用 Dice 相似系数、Hausdorff 距离、中心点位置的差异和角度偏差对 3D 打印 RIM 进行了定量评估，并记录了剂量学差异。根据他们的研究结果，平均 Dice 相似系数和平均 Hausdorff 距离分别为 0.985 mm 和 0.9 mm，平均中心点矢量位移等于 0.5 mm，俯仰、偏航和滚动的 3D 打印件与原始体积的平均角度偏差分别为 1.1、0.59 和 0.79[53]。

表 8.3　关注 3D 打印技术在构建 RIM、LITT 的 3D 打印立体定向框架及神经肿瘤患者教育中的应用研究汇总

作者	研究设计	目标	数据集	评价	结果
3D 打印 RIM					
Fisher（2014，英国）[51]	实验室实验研究	3D 打印 RIM 的临床前评估	CT 数据	Hausdorff 距离被用来分析通过重新扫描印有掩模位置的模型而获得的薄层 CT	80% 以上层面的中位“较差”公差约为 4 mm，印刷面罩可以达到与目前临床常用系统类似的固定水平
Laycock（2015，英国）[52]	实验室实验研究	3D 打印 RIM 3 种材料的剂量学特性的临床前评价	CT 和 MRI 数据	测量 3 种适合 3D 打印的材料在治疗性照射中产生的波束衰减	大多数可能的 3D 打印候选材料导致治疗性照射波束的衰减非常相似
Pham（2018，加拿大）[53]	回顾性队列；11 名患者	3D 打印 RIM 的定量评估	CT 数据	准确性（Dice 相似系数、Hausdorff 距离、中心点位置的差异和角度偏差）和剂量学差异	平均 Dice 相似系数：0.985；平均 Hausdorff 距离：0.9 mm；平均中心点矢量位移：0.5 mm；俯仰、偏航和滚动的 3D 打印件与原始体积的平均角度偏差分别为 1.1、0.59 和 0.79
用于 LITT 的 3D 打印立体定向框架					
Brandmeir（2016，美国）[54]	回顾性队列 5 名患者	定性和定量评价	CT 和 MRI 数据	术中 MRI	术中和术后的影像学研究证实了 LITT 管的准确放置及病损的产生。 所有患者的平均手术室时间为 45 min，但如果不包括进行活检的病例则只需 26 min

续表

作者	研究设计	目标	数据集	评价	结果
患者教育					
van de Belt（2018，The Netherlands）[55]	调查；11 例患者	对周围功能区肿瘤的 3D 打印模型在健康宣教、治疗决策的制定和患者的满意度方面进行定性评价	CT 和 MRI 数据	半结构化访谈	该模型提高了患者对自身病情的理解。患者报告说，根据他们的模型向神经外科医师提问更容易，而且模型支持他们关于首选治疗的决定。使用 3D 模型的一个感知障碍是它可能是情感上的对抗，特别是在疾病的早期阶段。积极的影响与心理领域有关，包括应对、学习效果和沟通

在进一步的研究中，Brandmeir 等使用定制的 3D 打印技术为 5 名进行 LITT 的脑部病变患者构建了定制的立体定向框架。患者的 CT 和 MRI 上有 3 ~ 4 个颅骨靶标，用于确定通往病变的适当轨迹[54]。在规划完成后，研究者在征得患者同意的情况下构建了一个三维框架。1 周后，患者回到医院，使用定制的框架进行了 LITT 手术。在两个病例中，外科医师进行了同等数量的病变活检。所有病例的导管放置都很准确，没有出现围手术期的并发症。最后，对 11 名患者进行了放射治疗热塑性固定口罩的测试，测试了由于旋转定位不准确而导致的潜在剂量学差异，结果非常好[53]。

◆ 限制条件

长期以来，3D 原型模型的使用一直与漫长的打印过程（24 ~ 48 h）和高成本相关，而且这两个参数与模型的复杂性成比例增加。同时，人们已经认识到在神经肿瘤学中使用 3D 打印的一些限制[36]。首先，3D 打印模型的物理特性与同等颅骨骨质成分存在着重要的差异。目前的模型通常是由可热变形的材料制成的，而黏合剂是水溶性的，可以防止灌注[50]。在钻孔过程中会产生大量的石膏粉尘。精细的结构经常被遗漏，包括小血管和神经，以及颅内脑池的蛛网膜系统。同时，血液和脑脊液（cerebrospinal fluid，CSF）的血流动力学也难以复制[48]。因此，3D 打印模型的特点是没有可以用来进行电凝使用培训的出血且没有 CSF 流失导致的脑部位移。模型的质量进一步受到伪影的限制，这些伪影归因于 3D 成像的质量、快速原型制作系统的分辨率、打印方法和所用材料质量的问题[38, 40, 48-49]。

最后，在尸检课程、3D 打印模型讲习班和教科书图册中选择最佳培训方法时，应充分考虑受训者在空间想象力和学习效率方面的现有差异[6]。

脊柱

◆ 从简单的脊柱模型到手术规划

脊柱成分和模型的快速成型，尤其是骨性结构的快速成型，是一个相当简单的程序。使用这种模型进行教学、规划和培训可以说是合乎逻辑的。骨骼在形状上，甚至在质地或重量上都很容易被 3D 打印技术复制，而且 3D 打印技术复制诸如脊柱这样的复杂骨骼（图 8.4）的准确性也已经得到证明[56-57]。为此，在检查脊柱解剖结构和脊柱病变时，经常会有包括功能性 X 射线、CT 和 MRI 扫描及骨密度扫描等各种各样的成像数据用于脊柱模型的 3D 打印制作[57-58]。与脑肿瘤一样，脊柱的复杂病变也可以用 3D 打印制作，用于术前规划和可视化。Stone 等在颈、胸和骶区复杂的脊柱旁神经鞘瘤的案例中证明了这一点。他们使用 3D 打印术前评估这些病变的复杂性，即它们的大小、位置、骨质侵蚀程度和血管或神经压迫程度[59]。

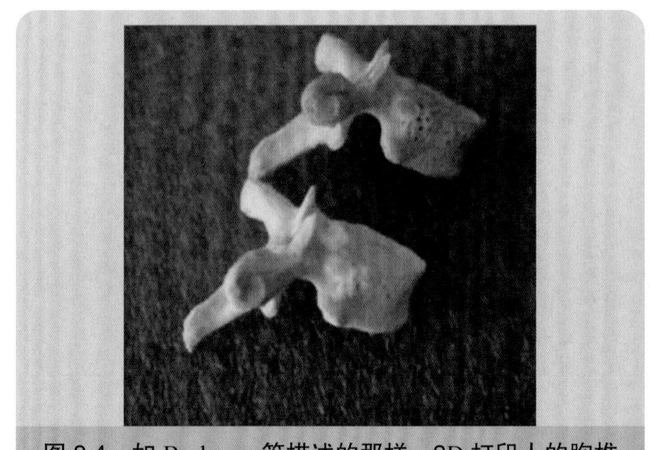

图 8.4 如 Baskaran 等描述的那样，3D 打印人的胸椎与用于复制打印的实体相比较

◆ 脊柱手术的原型设计

除了教学、可视化和触觉熟悉脊柱及其病理的特殊性外，因其丰富的信息和相对简单的脊柱应用，越来越多的人开始使用 3D 打印来制作脊柱手术的原型模板和辅助工具，试图使手术计划和操作变得更加安全简单。虽然这种效用在其他神经外科亚专业，如血管神经外科或神经病学中并不常见，但在脊柱外科中，可以发现有许多研究使用这种方法。Sugawara 等率先展示了一个多步骤程序及技术用于快速制作原型并在术中使用患者特定的外板层（导板），以便在胸椎上打入椎弓根螺钉。研究小组使用 CT 数据和 3D 成像软件计算并在术前规划螺钉轨迹 [60]。利用 3D 打印技术，他们制造了结合这些轨迹特定的导引模板。这些模板在手术中被用来协助实现预先规划的螺钉轨迹，而该方法通过术后 CT 扫描来评估其是否成功，CT 扫描显示冠状椎体中点与规划轨迹的偏差最小为（0.87 ± 0.34）mm。一项对上述手术的前瞻性多中心评估显示，在 103 名患者和 813 颗颈椎和胸椎水平的螺钉中，98.5% 的螺钉放置准确，没有皮质侵犯，也没有神经或血管损伤 [60]。同一研究小组还调整了他们的程序和技术以扩大可能的应用范围，调查了使用 3D 打印指南治疗寰枢椎不稳定的情况 [61]。在对犬类的研究中，他们展示了 C_1 和 C_2 椎体的 3D 建模、钢板和螺钉规划，以及 3D 制造的丙烯酸螺钉定向模板（图 8.5），进行手术的成功率和准确性同样很高，对犬寰枢椎不稳定也有很高的临床效益 [62]。因此，在许多脊柱器械手术中，器械错位和随后的神经血管损伤被认为是不太常见但可能是毁灭性的并发症，这种程序的重要性变得显而易见，值得进一步调查研究并以成像引导系统为基础进行辅助操作。

另外，非常重要的是，它似乎具有良好的可重复性，因为其他一些研究小组已经发表了类似的调查和变化，这对这个计划程序非常有利。腰椎椎弓根螺钉和经椎间盘螺钉固定 [63-64]、C1 骨折螺钉固定、多发性颈椎和高位颈椎螺钉固定 [65-67]，以及骶骨关节置换术 [68]，都已经使用患者解剖学特定的 3D 打印导板进行了研究和演示，取得了良好的效果。

Pijpker 等也将制造 3D 打印患者专用模板的概念成功地应用于脊柱畸形。该研究小组使用一种精细方法初步评估一名 12 岁女性患者的脊柱畸形，计算脊柱后凸和脊柱侧弯的角度复位，并以数字方式设计了该患者定制的专用模板（图 8.6），以标记 T_1 和 T_{11} 之间复杂计划（和需要）的楔形骨 - 盘骨切除 [69]。然后将设计好的模板及患者的脊柱模型用聚酰胺 3D 打印出来，在术中用于指导并识别预定节段，而后将模板安装在患者的脊柱上，以识别和指导截骨手术。这种对单个脊柱模型和指导模板的三维设计和原型制作的使用，有利于术者在年轻患者身上安全地进行复杂的畸形矫正手术。此外，这一程序的标准化可能有助于更安全和简单地进行脊柱截骨手术 [69]。

◆ 新型应用

可以认为，在不久的将来，快速成型技术很可能会被考虑用于制造患者专用的脊柱植入物。这种植入物的实现应遵守包括适当生物力学和生物化学特性或安全性等一系列要求 [70]。

可以预计，这种植入物将涉及椎体替代或植入模板以矫正畸形。然而，研究人员已经在研究超越简单的脊柱功能或结构替代的方案，并设想通过可能的植入物来展示再生特性。在这样的研究中，利用 3D 打印技术，用可降解的聚氨酯制作了一个仿生物弹性椎间盘支架，其宏观和机械性能与天然椎间盘的自然形状、片状结构和行为相似（图 8.7），微观性能能够影响细胞的黏附、增殖和排列。使用基于生物制造的技术是最近在组织再生中出现的一个概念，它基于计算机设计的生物材料和细胞支架，具有复杂的结构及微观结构 [71-72]。虽然这种新方式并不成熟，但它们还是为将来的体内试验和再生脊柱植入物的生产铺平了道路 [72]。

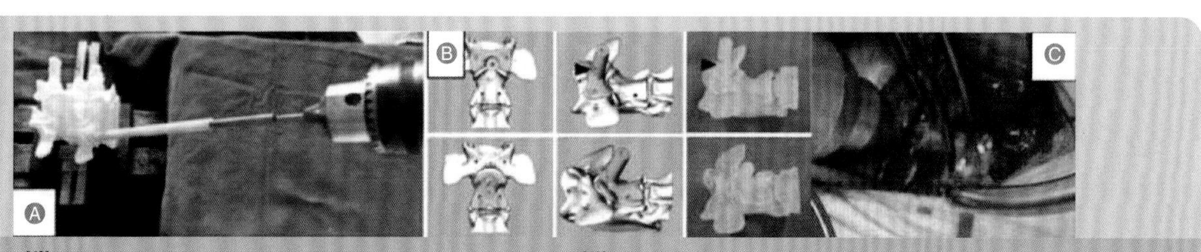

A.Shao 等 [63] 描述了经椎弓根跨椎间盘螺钉固定，Kamishina 等 [62] 展示了用3D打印的钻孔定向进行寰枢椎固定；B.计算机辅助设计；C.术中放置导板和钻头定位

图 8.5　计算机辅助 3D 打印定制钻孔定向有助于改善脊柱器械的轨迹

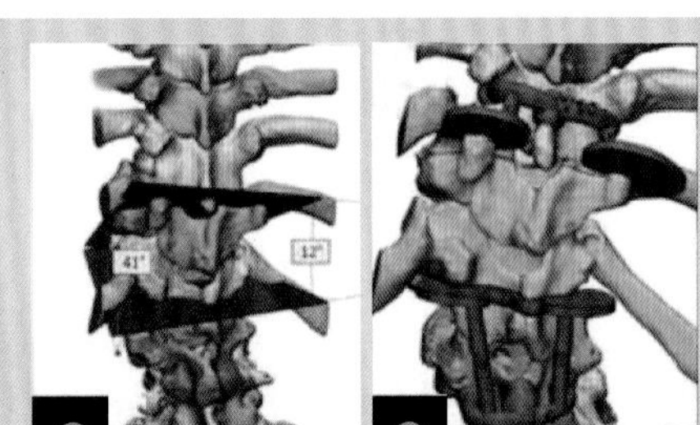

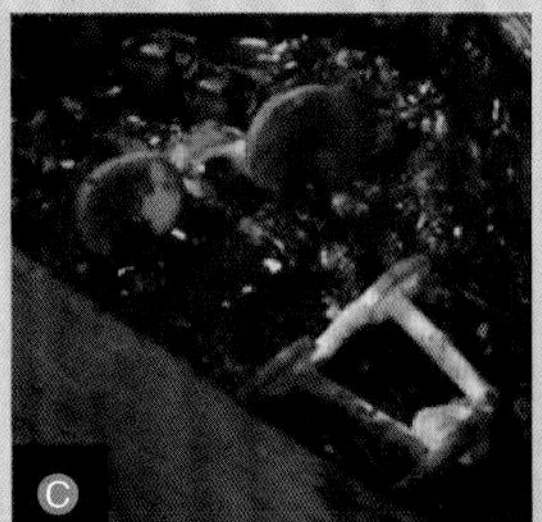

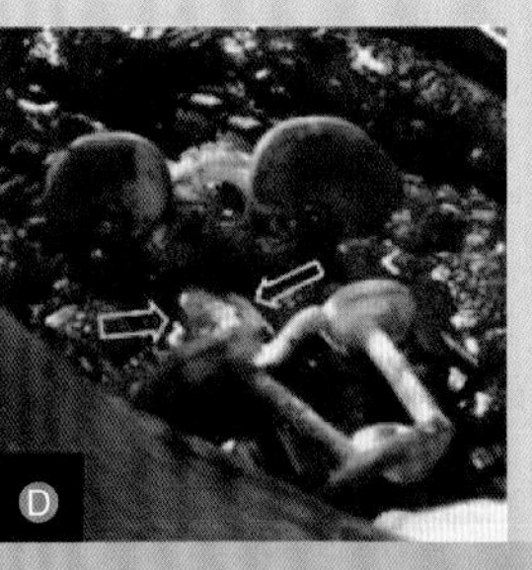

根据 CT DICOM 数据及计划中的角型脊柱侧弯和脊柱缩小的三维脊柱模型（A），设计计划中的截骨模板（B），术中放置 3D 打印的截骨模板导板（C），行楔形扩展椎体减压截骨术（D）

图 8.6 Pijpker 等 [69] 设计和使用 3D 打印的截骨模板导板治疗严重的先天性脊柱侧弯

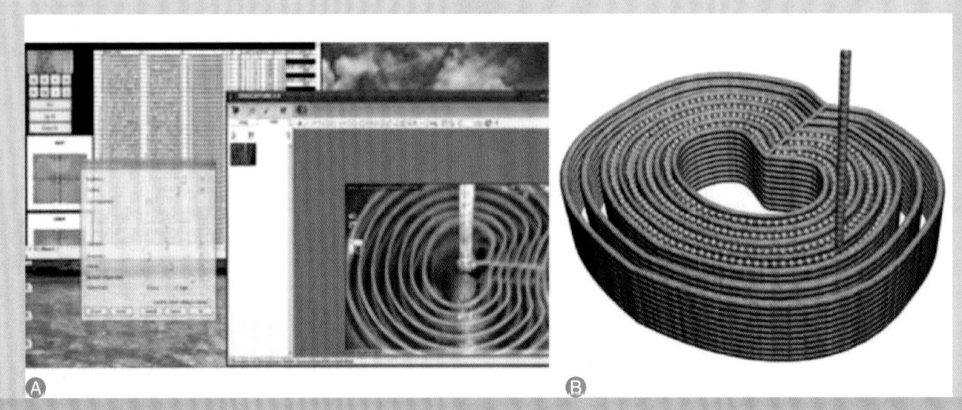

图 8.7 为优化生物学性能，模仿椎间盘的自然形状和分层片状结构以及片状结构之间的球形沉积物的 3D 打印数字化设计图例 [72]

神经外科的解剖学、教育和原型设计

◆ 中枢神经系统解剖学和教育

3D 打印技术提供了创建正常神经解剖和病理状况的逼真解剖学模型的可能性。这些模型不仅可以用于不同学术水平的教学（医学院的学生或临床神经科学专业的受训者），而且随着材料和模型精度的提高，也可以用于实践教学和外科培训 [73-74]。简单的 3D 打印病例模型可以为受训者提供大量的标本和训练模型 [57，75]。鉴于成本和效用性，尸体标本根本无法与之竞争。这些模型的质量和准确性目前也可以接近尸体标本，在许多情况下，甚至可以接近活体组织，为受训者提供真实的实践经验，接触到独特案例和大量标准手术程序。虽然上述质量可能因使用的 3D 打印设备、材料的质量和计算设计的模型而有所不同，但一般的研究报告显示，宏观结构的误差幅度非常小 [76]。如参考文献所示 [77]，在神经外科中不仅可以创建通用模型，还可以通过组合技术创建特定患者的模型，使用 3D MRI 序列进行建模，并使用聚乳酸（polylactic acid，PLA）细丝进行 3D 打印。这项研究的再研究者使用 PLA 打印了一个患有 Sturge-Weber 综合征的 3 岁男孩的精确头部模型。他们还用 PLA 打印了一个病理大脑的模型，然后用苯乙烯 – 乙烯 – 丁二烯 – 苯乙烯浇铸以创造一个高度逼真的大脑，其特性与正常的脑组织相似（图 8.8）。一个神经外科医师团队对所制作的患者专用模型进行了定性评估，他们对其真实性（解剖位置、触觉反应、外观、内部一致性）和教育效用（技能获得、深度感觉、定位、学习）进行了从良好到完美的评估。

以类似的方式，另一个研究小组为患有脑积水的 2 岁男孩制作了一个头骨 – 大脑模型 [78]。这个案例中的大脑使用硅酮材料铸造，而虚拟内镜也为培训目的而制作的模型，因为住院医师和专业的神经外科医师对这种内镜技术的接触有限，这种技术有效地创造了一个非常低成本的 ETV 培训模型。一个神经外科医师小组对模拟器的效用性和培训价值的客观评价极高。另一个研究小组创建了一个更加逼真的 ETV 培训模拟器，使用的是一个患有脑积水的 14 岁男孩患者的成像数据 [78-79]。该团队结合使用 3D 打印和铸造

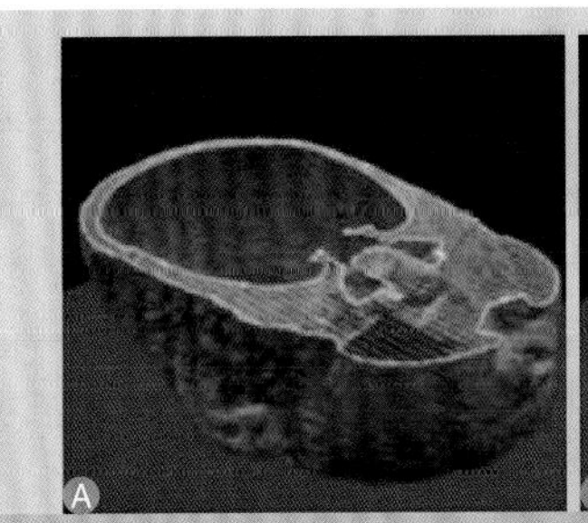
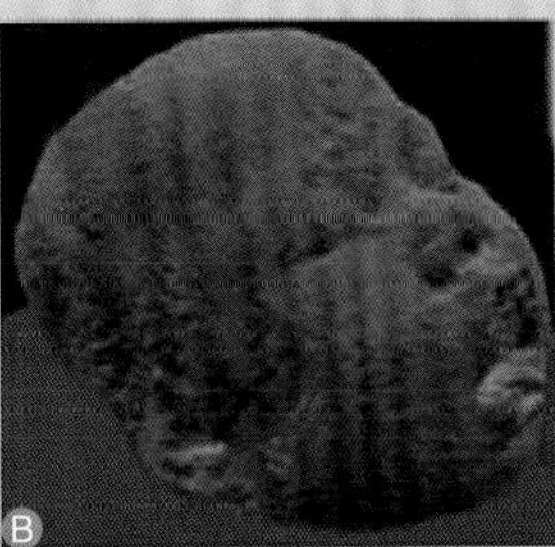
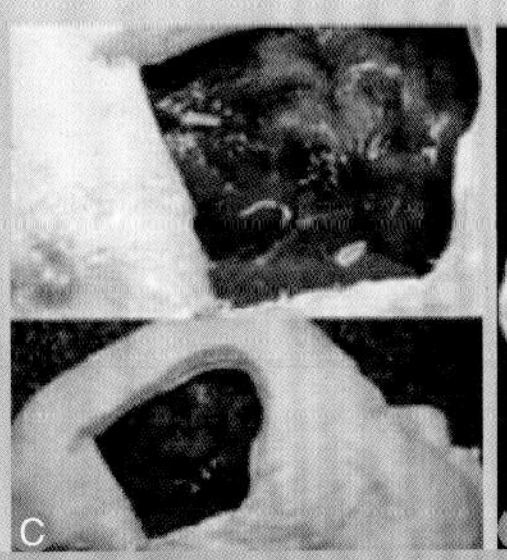
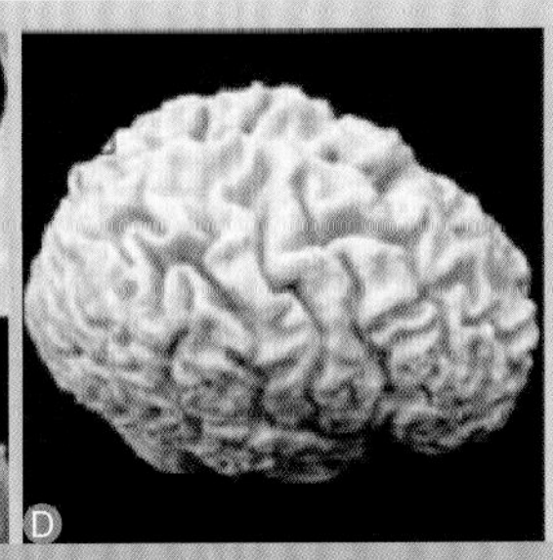

图 8.8　用于教育目的的解剖模型（A），基于 CAD 的小儿头部模型的数字设计（B），由 Grillo 等描述的带有橡胶硬膜和原地铸造的大脑的 3D 打印小儿头部模型（C），由 Baskaran 等描述的由 MRI 数据打印的 3D 大脑模型 [77]（D）

技术，创新地在模拟器中加入了可更换的部件（3D 打印），旨在重复使用该模型。同时他们还制作了一个足够逼真的模型，可与实际的内镜设备一起使用，并能够再现 CSF 流动和搏动。虽然这样的产品设计实际上可能会导致相对昂贵的造价，但这这个例子表明，将 3D 打印技术与其他制造技术结合起来用于生产非常精确的、“栩栩如生”的神经外科培训模拟器是可行的，而且经过评估其具有高度的外在效度和内在效度。此外，这种实践培训模拟器还可用于诸如脑室外引流术（external ventricular drainage，EVD）这样的更常见的神经外科手术，这些常见手术是受训神经外科医师更常进行的操作。在这样的研究中，研究小组创建了一个成本低廉、简单、省时的 3D 打印空心头模型，用于 EVD 置管的模拟训练 [79-80]。由神经外科学员进行的试验性客观评价显示，在指导和培训后，EVD 的成功准确放置率提高到 100%，由图像引导系统 [80] 表明 3D 打印模拟器的效用很高。Ryan 等报告了对 3D 打印脑室造瘘术模拟器感知特性的主观评价结果，他们还得出结论：这种方法可以利用低成本的逼真训练模型和场景改善手术技术的学习 [81]。

最后，这些模型能够有效地使用患者的特定数据，使其效用扩展到模拟和培训之外，在很大范围内进行手术规划和操作演练。Jimenez 和 Sullivan 等的研究可以证实这点，他们使用 3D 打印技术分别为颅骨缺损和颅内动脉瘤的治疗创建了这种手术规划模型 [82-83]。Ishibashi 等 [84] 报告了一大批患者特定的 3D 打印血管模型用于术前和术中定制血管内微导管的塑形。报告中指出，使用丙烯酸树脂 3D 打印模型为 27 个动脉瘤进行术前定制的 48 个导管塑形，虽然 81% 的微导管不需要对初始形状进行任何修改，71% 的不需要更换微导管，但最重要的是手术有效、安全，没有手术并发症（包括没有动脉瘤破裂），并显示出手术人员的高接受率。

◆ 材料和工具的原型制作

颅骨缺损（由于先天性缺陷、严重的头部损伤、减压性颅骨切除术、感染或某些折中的神经外科手术）的颅骨成形术是少数几个可以将 3D 打印技术的最终产品几乎直接应用于神经外科患者的应用之一。探索定制的 3D 打印颅骨整形植入物以取代商品化植入物的明显优势包括可用性和更低的成本（与定制打印的商品化植入物相比）及更高的最终产品精度（与术中成型的材料相比）的结合。半个多世纪以来，聚甲基丙烯酸甲酯（polymethyl methacrylate，PMMA）一直是全球神经外科医师常用的颅骨整形材料，目前它仍然被认为是一种可行的选择，甚至在现代神经外科实践中也经常使用。最近，不同的团队探讨了根据 DICOM 标准版本，利用患者的 CT 数据，将 PMMA 预制成定制的颅骨整形假体的可能性。

这些数据被用来重建一个立体光刻模型，然后用 PLA 3D 打印成实物。这个 PLA 模型被用作铸造最终 PMMA 颅骨成形术植入物的模具。这种方法不仅可以降低手术成本，而且可以大大缩短手术时间，特别是对于大型颅骨缺损。此外，它还保留了 PMMA 生物相容性的优势，以及患者定制的植入物比 PMMA 的徒手制模有着更好的美学效果。这种方法所描述的程序和材料（图 8.9）似乎是可行的，可以通过商业 3D 打印机（De La Peña，De La Peña-Brambila[85]）进行复制，而且大多数机构都可以使用专门的计算机软件（DICOM 浏览器和 CAD 软件）及典型的牙科实验室设备来铸造。此外，对使用这种方法治疗的一系列患者的回顾性分析表明，其不仅可以成功治疗大型

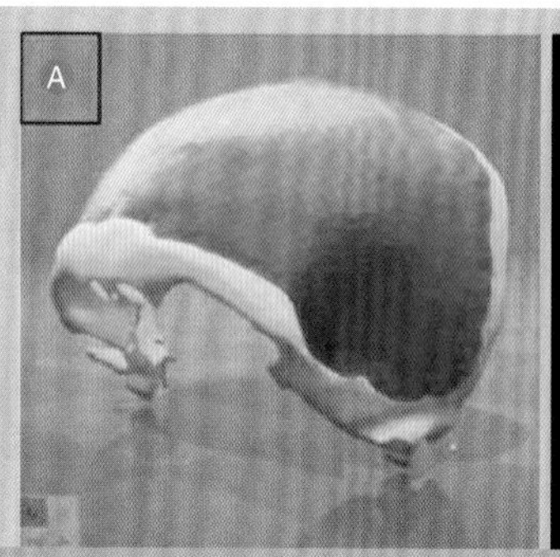

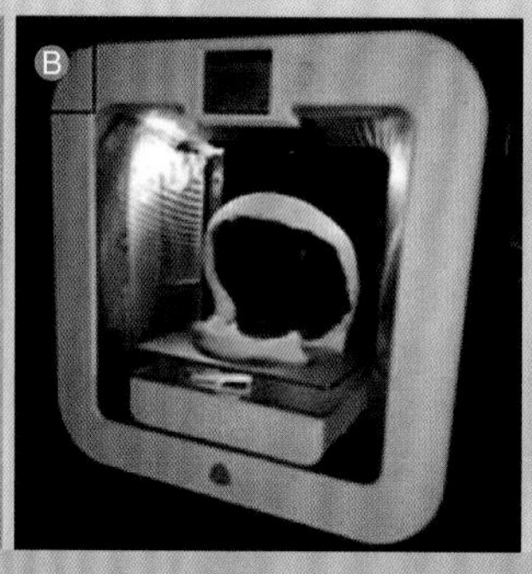

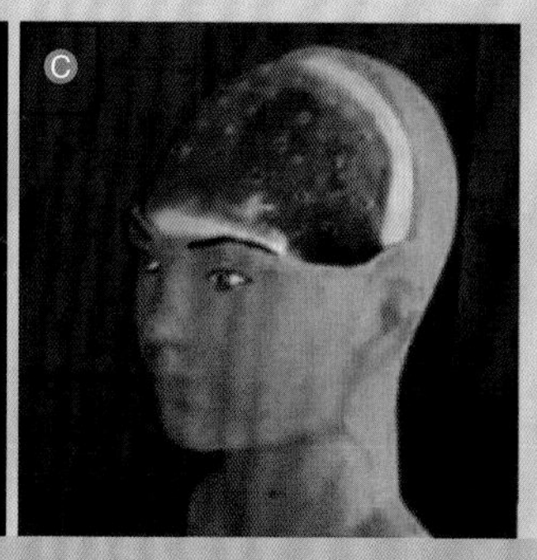

A. 基于 CAD 的数字设计；B.3D 打印 PLA 定制假体；C. 按照 De La Peña 等的描述在人体模型上安装打印的假体[85]

图 8.9 使用 3D 打印技术治疗脑外伤后减压性颅骨切除引起的大面积双额颞部缺损

颅骨缺损，而且在并发症、美学效果、患者满意度和可用性方面，这种方法被认为可以与目前最先进的颅骨整形技术相媲美[86]。

正如 Barrow 创新中心的一项研究证明的那样，使用 3D 打印技术为神经外科的常见手术制作工具原型如今也成为可能。应该指出的是，就一般的材料、工具和设备原型而言，有利于使用 3D 打印的优势可能包括以下几点：①“创新”（一种新的工具或设备可以通过 3D 打印技术进行原型制作和测试）；②“定制”（根据患者的解剖结构或外科医师的偏好定制的工具和设备）；③“故障排除”（现有工具的功能或使用不便）；④“可用性”（某种根据需求能够迅速提供的工具）；⑤“成本”（内部开发工具，减少材料和商业成本）[87]。虽然 3D 打印工具在外科领域使用还不广泛，但考虑到上述因素可以带来前所未有的影响，例如创建用 PLA 制作的操作工具，其成本只有传统不锈钢工具的 1/10[88]。

假使所期望的优点属于“故障排除”的范畴。笔者发现了一个常见的问题，在使用无框架图像引导系统放置脑室引流管治疗脑积水时，基于铁磁性材料的牵开器（如不锈钢）的干扰可能导致引导系统对导管尖端的识别不准确，从而造成不正确的放置及多次穿刺尝试引起的脑损伤的风险[87]。研究小组还发现，一个潜在的简单解决方案是开发由非铁磁性材料（如 PLA）制成的 3D 打印牵开器。在研发过程中，研究小组不仅选择和开发了一个 Weitlaner 型牵开器的原型，而且额外开发了可以作为导管固定器的简单附加工具。在尸体测试之后，研究小组报告了一个该工具被成功地、安全地按照预期进行应用的患者案例（替换了干扰图像引导的钢制牵开器）。

◆ 患者咨询

新进发现的另一个 3D 打印模型的应用场景是在患者咨询中获得知情同意时的使用。到目前为止，这仍然是一个试验性的应用，文献中只报道了少数案例[89, 90]。关于神经外科，Alshomer 等使用 3D 打印模型来提高颅脑发育不良患者家长在手术咨询及宣教中的理解程度。他们报告了 14 位家长在使用患者特定的 3D 打印模型的帮助下理解关于手术及可能并发症的解释。在这组资料中，3D 打印被发现是一种可负担得起的模式，可以提供有关颅骨缺损的信息，并协助手术决策。腰椎后路固定术也有类似的结果报告。同样重要的是，包括周围功能区的脑肿瘤 3D 打印模型已经在医患沟通、健康知识、决策和患者满意度方面进行了研究[91-92]。Van Belt 等[55]使用半结构化访谈来确定使用这种 3D 模型与患者沟通的促进因素和障碍（图 8.10）。研究者发现，这些模型提高了患者对自身情况的理解，促进了沟通，并支持他们对选择的治疗方法做出决定。然而，3D 模型可能会在情感上造成困扰，尤其是在疾病的早期阶段。

结论

3D 打印技术正在逐渐成熟，目前正在促进神经外科领域的各种应用，从教育和培训到高级应用技术。在过去的几年里，越来越多的研究被发表，早期确定的如准确性和速度方面的局限性正在被解决[93-94]。在目前的技术水平上，3D 打印不仅是一款能够立体描述简单或复杂神经解剖结构的强大工具，而且还被测试用于材料的原型设计和制造。因此，在手术规划和神经外科培训方面，血管和肿瘤神经外科似乎从迄今

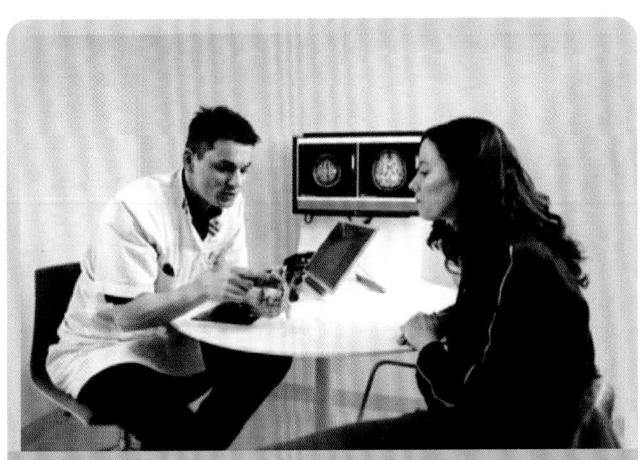

图 8.10　使用个性化的 3D 打印模型，可以方便与患者面谈，告诉患者她的病理情况并获得同意书

（来自：VAN DE BELT T H, NIJMEIJER H, GRIM D, et al. Patient-specific actual-size three-dimensional printed models for patient education in glioma treatment: first experiences.World Neurosurg，2018，117:e99-e105.）

为止的发展中受益最大。另外，在脊柱外科、功能神经外科中，个性化的快速原型技术目前可以在某些情况下生产用于术中的设备和工具；虽然这些亚专业在培训应用方面相对落后，但其也注重新颖的实施方法。

虽然 3D 打印在整个外科领域的应用仍被认为处于早期阶段，但在神经外科、耳鼻喉科和颅底领域的研究报告结果令人振奋。这些研究报告了在加速学习曲线方面的益处。3D 打印模型快速成型为标准的放射学检查提供了额外的信息，并产生了高保真的特定患者和特定疾病的模型，允许复杂颅内血管解剖的可视化 [14，95-97]。所有这些特点可以进一步促进 3D 打印模型的广泛应用，以改善未来的手术规划和住院医师培训。因此，其有望间接提高治疗效果和改善患者的预后。但到目前为止，现有文献中还没有具体证据支持这一假设。尽管有了最近的发展，但该技术仍然是相对昂贵和耗时的，这些缺点目前仍然阻碍其更广泛的、在紧急情况下的应用。尽管如此，颅骨缺损已经可以用 3D 打印的假体来进行治疗，与传统的假体技术相比，可实现功能性、安全性和更佳的美学效果，而且成本明显降低。另外，3D 打印技术可以作为新型手术设备的原型设计工具。这种以创建定制设备和植入物、允许针对患者个性化应用以实现更有效和更少入侵性治疗的设想应用在未来会日趋重要。

综上所述，3D 打印在神经外科中的应用虽尚未普及，但可以说该领域在原则上仍由传统的教育和外科培训，既定的和反复测试的材料、设备和工具，以及由大量现场经验支持的成功手术技术所主导。鉴于此，3D 打印有可能成为改变神经外科未来游戏规则的技术，特别是在大大降低成本和材料的可用性，积极让神经外科研究团队参与设备和工具的原型制作和开发，在病例容量和学习曲线方面大大改善培训计划，最后由于卓越的手术计划而改善患者的结果。在实现所有这些目标的过程中，3D 打印不可能也不应该零散地实施，而是应该探索与其他新兴技术的重要协同作用，如用于改善教育、培训或手术规划的虚拟 / 增强现实环境 [98]，以及用于创建具有所需属性的工具、材料和神经假体的微 / 纳米加工技术 [99]，以减少并发症和改善结果。

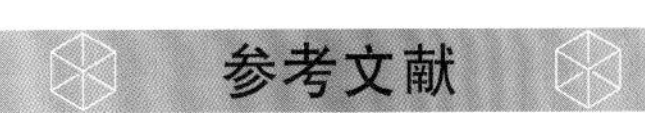

参考文献

第九章

3D 打印在口腔科中的应用：聚焦于修复重建和再生方法

Hadjichristou Christina, Bousnaki Maria, Bakopoulou Athina, Koidis Petros
Department of Prosthodontics, School of Dentistry, Faculty of Health Sciences,
Aristotle University of Thessaloniki (A.U.Th), GR, Thessaloniki, Greece

译者：于德栋
审校：张念军、何利雷

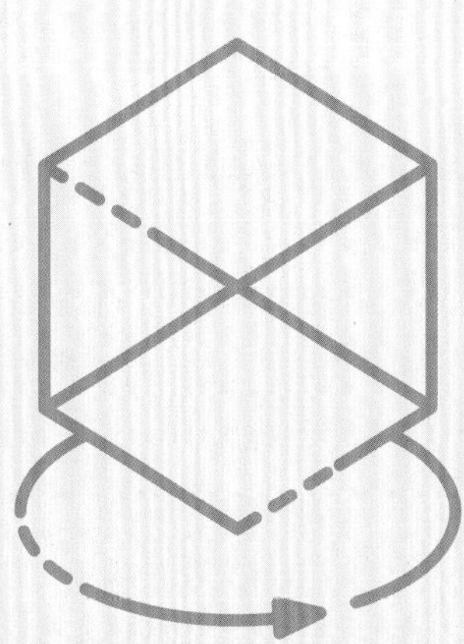

引言

任何物体的3D打印过程都包括一系列步骤。首先，通过扫描获取若干个物体的二维图像；然后，借助处理软件的程序步骤，将获得的图像逐层堆叠在一起，组成一个立体结构。3D打印的第一篇参考文献来自于1981年，由Hideo Kodama[54]在日本首次提出。两年后，Charles Hull提出了立体光固化成型技术（stereolithography，SLA），他将其主张阐述为“对连续的截面层进行相应的逐层分配及选择性地进行协同刺激，并将其与之前的截面层整合，为三维物体提供一个基本的逐层构建”[43]。

尽管切削在口腔医学中很常见，但为了克服其固有缺陷，如材料浪费，速度缓慢，精度受制于物体的复杂性、材料特性和切削工具的尺寸，人们开始寻求替代方案。所谓的增材制造或快速成型的原理与减材制造或切削相反，后者依靠移除材料来构建物体。由于打印的多功能性，3D打印使得生产个性化修复植入物成为可能，且所需的时间和成本仅为最初的一小部分，完全个性化的治疗应运而生。也就是说，3D打印可以通过纵向递增的物体堆积，生产出具有精细细节且无材料浪费的大型物体[1]。虽然与临床医学相比，口腔医学出版物中“3D打印”一词的出现频率仍处于较低水平，但正逐步增加。由此可见，口腔医学的各个领域已从这项技术中受益，其主要应用于口腔外科、口腔修复科、正畸科、牙髓科和牙周科[68]。这种上升趋势在很大程度上是由于AM设备和工艺的早期专利到期。AM可以根据制造方法进行分类，包括SLA、熔融沉积建模、黏合剂喷射（binder jetting，BJ）、电子束熔炼（electron beam melting，EBM）、激光熔化（laser melting，LM）、激光烧结（laser sintering，LS）、数字光处理和材料或光聚合物喷射（photopolymer jetting，PJ），这些都是著名的3D打印技术。

根据所用材料的性质，这些技术被分为4类：使用光固化树脂的技术（SLA、数字光处理和光聚合物喷射）、使用粉末黏合剂的技术（黏合剂喷射）、使用烧结粉末的技术（选择性激光烧结、选择性激光熔化、直接金属激光烧结和电子束熔炼）及使用热塑性材料的技术（熔融沉积建模）。SLA是一种3D打印技术，其原理是扫描激光器在一大桶液体中逐层固化光敏聚合物。它是一种快速制造方法，材料成本低，其具有创建高分辨率的复杂结构的能力。数字光处理使用固化灯的光源逐层固化液体树脂，在一个升降平台上倒置构建物体。其成品具有较高的精度和光滑的表面，但所使用的材料昂贵，且在制造过程结束时必须拆除支架。虽然SLA和数字光处理都使用光作为聚合源，但数字光处理的速度明显更快，因为它具有对所有表面同时进行光固化的能力[94]。光聚合物喷射/喷墨打印/材料喷射是一种与传统家用喷墨打印机相类似的方法，但不是由纸（或二维平面）吸收墨水，而是从数百个喷嘴中选择性地喷射出微米级的墨水（液体树脂），并用紫外线光进行聚合。多个打印喷嘴可用于各种颜色选择和不同材料。这种设备的层厚可以薄至15 μm。选择性激光熔化（selective laser melting，SLM）和选择性激光烧结（selective laser sintering，SLS）属于激光粉末成型方法，即激光照射在一层细小的粉末基材上，并引起粉末的完全熔化（对于选择性激光熔化）或烧结（选择性激光烧结），一个粉末层完成的瞬间另一个粉末层就会沉积下来[85]。两种方法中，选择性激光熔化使用的能量密度更高。为避免金属氧化，整个过程在封闭的环境内进行。在这种逐层堆积的过程中，粉末颗粒融合并最终形成三维物体[57]。在选择性激光烧结过程中，如果使用的金属粉末是混合的，则熔点较低的金属粉末会被熔化，从而被用作黏合剂，这种特殊情况被称为直接金属激光烧结[88]。熔融沉积建模的原理是通过喷嘴将热塑材料挤压到一个不断上升的构建平台。熔融沉积建模的成品精度低、可用材料有限，且支撑材料必须在制造结束时去除[27]。电子束熔炼使用扫描电子束，在一个不断下降的构建平台上逐层烧结粉末。虽然其加工速度较快，但有几个缺点，如技术极其昂贵、会产生有害粉尘、有爆炸的危险等[27]。

充足的可用设备可能会扩大可打印材料的范围，包括树脂、聚合物、陶瓷、金属等[11]。尽管前景广阔，但3D打印在口腔医学中的应用并非没有限制。一些前沿技术在被纳入日常实践之前，都需要进一步改进，如那些由逐层制造技术制作的产品所产生的所谓的“阶梯效应”、多孔陶瓷产品美观度差且现性低、一些制造技术对支撑结构的需求、口腔科和口面部应用对定制设备的需求等[11]。

这一章全面回顾并讨论了与口腔科和口面部应用有关的3D打印技术的最新进展，同时进一步强调了口腔重建和再生牙医学的未来前景。

口腔外科

从过去 10 年的出版物中可以看出，3D 打印在口腔医学中第一个及最广泛的应用领域是口腔外科[68]。确实，它是外科医师的秘密武器，有助于克服手术前的第三方猜测，并使医师在模拟自然病例场景的 3D 环境中充分了解外科解剖结构。强大的程序库中还提供了虚拟手术计划功能，利用 3D 扫描（CBCT），通过镜像处理对侧未受影响的部分，使缺失组织的重建成为可能。值得一提的是，对于肿瘤切除手术或外伤、正颌手术后需进行上颌骨重建的病例，已经可以预览手术的最终效果。此外，3D 成像和规划的进步使得目前的技术可以做到在供体部位取骨后精确转移至口腔内受体部位并同期植入，最大限度地减少了手术程序。通过术后扫描和叠印，还可以评估最终效果。

上颌骨或下颌骨重建流程如下：在计算机软件中，将术区的放射成像（CBCT）数据保存为 DICOM 格式，从而以 3D 方式完整展示硬组织和软组织的解剖结构。在此基础上，我们可以实现的功能包括：采用插入选项来添加缺失区域，实现对下颌骨缺损部位的修复重建；甚至可以通过镜像处理现有的对侧区域，以重新生成缺失的解剖结构，当然在肿瘤切除前的 CBCT 是修复过程中更可靠的数据来源。该衍生模型可作为预弯钛板的模板，而这些钛板将用于引导移植物植入；其也可以作为带有锯齿槽的截骨导板的模板，该导板通过单皮质螺钉固定在供体部位（例如腓骨）。第二次 CT 扫描位于供体部位（下肢），其将该数据输入至虚拟环境，以确定截骨导板的制作。同时，为此目的所制造的支架在即刻种植过程中也可以作为钻针导板。最终，在这种导板的辅助下，我们可以对供体部位进行精确的分割，以便准确地修补缺陷部位[14]。这种模型制作最常用的方法是 SLA。除上述应用外，在上颌骨重建的病例中，由于上颌骨的不可移动性，该技术也可用于导航辅助手术，但无法应用至下颌骨[14]。

上述技术的好处很多，在一项病例对照研究中，Hanasono 等[39] 比较了借助 CAD 和快速成型技术或采用传统方法（即在天然下颌骨上弯曲钛板）进行下颌骨微血管游离皮瓣重建的结果。快速成型组的总体手术时间［（8.8 ± 1.0）h］比传统组［（10.5 ± 1.4）h］短。此外，通过术后 CT 扫描测量下颌骨骨性标志物术后长度的平均变化值，并与计划长度相比较，快速成型组的偏差［（4.11 ± 3.09）mm］比传统组［（6.92 ± 5.64）mm］小。除此之外，另一项研究表明，如果在 CT 扫描和立体模型的基础上使用预弯钛合金板和制作截骨导板来虚拟手术计划，可以进一步缩短手术时间［（666 ± 33.4）min *vs.*（545 ± 12.6）min］及缺血时间［（120 ± 19.8）min *vs.*（73 ± 11.2）min］。而在立体模型上预弯钢板（仅作为模板）但未在截骨导板引导下进行截骨，截骨的准确性低于虚拟手术计划，需要使用骨替代物和移植物充填缝隙（分别占 27% 和 2% 的病例）。

在颅面手术中使用 AM 的另一个相关领域是正颌外科。传统的数据采集方法依赖二维放射影像，并对通过面弓转移安装在半可调合架上的牙石膏模型进行规划。但是在耳朵或眼睛等面部不对称的情况下，面弓转移便会出现不准确、操作困难的现象。与之相反，3D 放射影像、照片、牙科模型扫描仪、虚拟规划及 3D 打印有可能帮助解决这些问题。最重要的是，它可以依据术前面部外观帮助人们全面了解手术的最终效果。一项比较 3D 虚拟模型手术（使用 SLA 技术）与传统模型手术的研究表明，两种方法对标记点的预测和实际位置都存在差异，但虚拟模型的平均差异低于传统模型（分别为 0.95 mm，标准差为 0 ～ 3.2 mm 和 1.17 mm，标准差为 0 ～ 3.6 mm）[56]。

在外科围手术期进行正畸，术前是为了消除错颌畸形，调整牙弓宽度，保持牙弓的绝对稳定，术中可以处理最终咬合，并在术后进行保持。在此期间，3D 数据和虚拟规划可以帮助制作 3D 打印导板[89]。用激光扫描上颌骨和下颌骨的牙模表面，按正中关系导入 3D CBCT，在虚拟空间中重新调整上下颌关系，并使用 SLA 3D 打印导板来指导实际的手术操作[56]。另一项有关虚拟规划的研究显示，在另一项关于虚拟规划的研究中，表明只有 4% 的正颌虚拟计划被放弃，而 85% 的人完全坚持，其余的人部分坚持。摒弃虚拟规划的原因主要是外科医师和工程师之间沟通不畅、术前髁突位置错误、肿瘤发展迅速及术前对该区域的解剖结构评估不足[32]。这说明数据采集需要在接近实际手术的时间段内进行，才能将偏差控制在最小范围。

颌面外科和口腔种植似乎也在美容外科中找到了发展方向，例如使用 AM 技术打印出硅胶材质的耳郭、眼眶，甚至鼻部充填体。用激光扫描各区域现有的健侧部分并将其数字化，然后3D打印其镜像。它们通过磁性或机械附件固定在种植牙和修复体之间[92]。总之，与传统方法相比，3D规划和打印被认为是解决颅面外科各方面问题的有效方法，它还能够改善有严重缺陷患者的生活质量并提高可预测性。

口腔修复学

◆ 固定义齿修复学

目前3D打印技术的发展为口腔修复领域提供了无限可能性。尽管3D打印与临床工作的结合仍然有限，但它已经被应用于修复治疗的几乎所有方面，从牙模、金属桥体、全口或局部活动义齿到颌面缺陷的填充物。口腔修复中需要使用的材料种类繁多，往往也需要使用不同的AM技术。

在借助3D打印技术制作义齿时，有几个参数必须考虑，如尺寸精度、机械和物理性能、成本和时间等。这些参数与生产技术相关因素密切相关，如层厚、构建方向和支撑结构[7]。尤其是作为打印导向的构建方向，会影响尺寸精度、表面特性和整体制造时间[7]。此外，构建方向的选择会影响“阶梯效应”的表现程度，从而进一步影响到打印物体的尺寸精度[72]。由此可见，这些主导因素的轻微修改可以直接影响修复的准确性，进而影响边缘和内部的密合性。

此外，用于3D打印的每种制造技术都具有其自身的特性，这些特性会影响加工精度。SLA被认为是众多AM技术中精度最高的技术之一[61]。x-y平面主要与SLA的精度有关，而z平面受诸多因素影响，对打印精度影响很大[61]。SLA已被广泛用于牙模型生产。一些研究比较评估了SLA制造的牙模型与原先石膏模型的还原度和精度[52, 49]。Keating等发现，尽管在石膏模型和SLA模型上测量的数值之间的平均差异没有统计学意义，但在z平面上测量的数值之间的平均差异具有显著的统计学意义[52]。在一项类似的研究中，Jin等将采用两种不同AM技术（SLA和光聚合物喷射）制作而成的牙模型的准确性及石膏模型的准确性进行了比较[49-50]。在准确度方面，三种不同的制造工艺之间没有明显的差异，而在精度方面，SLA和光聚合物喷射制造的模型与石膏模型相比具有更高的精度[49]。

在LM或LS技术中（如选择性激光烧结、选择性激光熔化和直接金属激光烧结），颗粒的特性（如熔化温度、形状和尺寸）会影响物体的表面特性[35]。熔化温度的偏差会导致变形和表面粗糙度的增加，这与选择性激光熔化制造的桥体适应性差有关[41-42]。

LM或烧结技术已被应用于生产局部固定义齿（fixed partial dentures，FPD）的金属桥体，其边缘密合性可与传统工艺制造的桥体相媲美，且已达到临床认可的标准[41-42, 77, 98]。更确切地说，使用AM技术制作桥体的体外研究已经取得了一些突破性成果，并改善了边缘密合性。Pompa等比较了三单位FPD的边缘密合性，其中选择性激光熔化制造的钴铬（Co-Cr）桥架的边缘间隙为43.9 μm，失蜡法制造的镍铬（Ni-Cr）桥架的边缘间隙为47.5 μm[75]。然而，与SLM-Co-Cr桥架（58.7 μm）相比，Ni-Cr桥架的内部适应性更好（54 μm），尽管这种差异在统计学上并不显著[75]。在一项类似的研究中，Örtorp等表明，与传统失蜡法制作的桥架（133 μm）及切削的桥架（166 μm）相比，直接金属激光烧结制作的三单位FPD桥架具有更好的边缘密合性（84 μm）[69]。此外，在Ucar等的研究中，直接金属激光烧结制造的牙冠表现出与铸造桥架相似的内部间隙[101]。同理，用于种植体支持修复的直接金属激光烧结Co-Cr桥架与传统制作的铸造Co-Cr桥架相比，表现出较低的边缘间隙值[17]。另外，Kim等发现，与传统制作的铸造桥架相比，用直接金属激光烧结制作的Co-Cr FPD桥架的边缘和内部间隙明显更大[53]。Quante等在一项临床研究中评估了用选择性激光熔化制作的以金属或贵金属合金作为基底的单冠的边缘密合性，在这两种合金之间没有发现统计学上的明显差异，其数值范围为74 ~ 99 μm[77]。Huang等比较了选择性激光熔化制造的钴铬合金牙冠和铸造的金铂合金牙冠的边缘密合性，发现这两种类型的牙冠之间没有明显差异[41-42]。此外，一项周期为47个月的临床评估显示，激光烧结牙冠表现出1.7%的累积失败率，失败的主要原因是基牙的拔除或需要进行牙髓治疗[3]。虽然大多数评估3D打印桥架准确性的研究是在体外进行的，但与传统的铸造或切削桥架相比，选择性激光烧结/选择性激光熔化/直接金属激光烧结制造的桥架的优越性体现在边缘适应性方面。

关于桩核的制造，只有一项研究评估了直接金属激光烧结制造的桩核与常规铸造和切削铸造的桩核相比的抗断裂能力[16]。直接金属激光烧结制造的桩核与传统铸造的桩核抗断裂性相似，且比切削铸造的桩核抗断裂性低[16]。

◆ 临时修复体

为了保护预备好的基牙免受微生物侵袭，也是为了保护深部牙髓不受到来自口腔的刺激，需要制作并为患者佩戴临时修复体，同时达到功能、美学和空间维护的目的。通过热压和 3D 打印的方式进行组装，可以替代传统制作的临时修复体。首先，需要对预备好的牙齿或直接对牙齿进行扫描，并导入设计软件中。然后，设计临时修复体，以恢复各牙齿的完整初始解剖结构，接着将其保存为 STL 文件并导出至打印机，设置好打印机参数完成打印[58]。需要评估的重要参数是打印方向、打印机本身、3D 打印技术、材料颜色和激光强度等。

每毫米的打印材料相当于 15 ~ 20 层材料的铺设和融合，而后组成最终的形状[1]。打印一个简单的修复体，如单冠，大约需要 20 min，在修复体制作期间牙医 / 牙科技师能够进行其他操作，提高了整体生产力[97]，这是一个巨大的优势。

用于 3D 打印的临时修复材料似乎与传统材料有类似的分类方法，即根据其化学成分，分为单甲基丙烯酸酯或丙烯酸树脂和二甲基丙烯酸酯或双丙烯酸 / 复合树脂[78]。实现这个目的的制作方法为 SLA 技术，很多研究使用 SLA 研究修复的各方面，如边缘密合性。一项研究表明[64]，使用 PLA 熔融沉积产生的边缘密合性为 122.89 μm（SD 为 26.06 μm），略高于文献中提出的 120 μm 的边缘间隙标准值[63]。针对同样的边缘差异问题，Lee 等表明，3D 打印的临时牙冠的差异值低于切削（两种 3D 打印方法和切削的平均差 / 标准差分别为 149.1 μm/65.9 μm、91.1 μm/36.4 μm 和 171.6 μm/97.4 μm[58]）。另外，切削会导致材料耗尽，且更费时间。其他已发表的研究成果也认为，AM 能够生产更精细的几何体，这些几何体甚至可能无法通过切削生产，因其尺寸受制于钻针尺寸[78]。

物体的打印方向也值得注意。样品垂直打印时材料的抗压强度要高于水平印刷的情况［分别为（297 ± 34）MPa 和（257 ± 41）MPa］[8]，测试载荷的方向垂直于印刷层。该方案的另一优点是，因为垂直印刷的结构需要较少的支撑结构，所以支撑结构和印刷物之间的接触面积较小，从而进行整理和抛光的时间较少。支持这一说法的另一项研究提到，以 90°（垂直于构建平台）打印的样品宽度和长度尺寸更准确。虽然厚度的精度在水平方向上更好，但由于此法需要较少的支撑结构[97]，人们还是认为垂直方向是理想的打印方向。在同一研究中，还比较了 3D 打印的样品与市面上的材料（“Jet”和“Integrity”），FTIR 光谱推算得出 3D 打印的样品比常规方法有更高的转化率，同时其弹性模量与“Jet”相当，峰值应力与“Integrity”类似，说明在机械性能方面同样达标。然而，上述两项研究的局限在于其样品都是圆柱形的，为了更切实地模拟临床情况，Alharbi 等制作了冠状修复体，其拥有不同角度的支撑结构并采用了两种不同的支撑方式（厚或薄）[8]。经演算，两种支撑方式下理想的构型是牙冠的横轴与支持平台之间的角度为 120°，且舌面朝向支撑物。此时与参考模型（先前设计的牙冠）的扫描相比，打印的牙冠叠加所产生的偏差分别低至 0.031 mm（厚）和 0.029 mm（薄）[8]。

3D 打印临时修复体相比传统制造或切削的另一个特点是其显微硬度，据测量，3D 打印、切削和传统方法的努氏硬度分别为 32.77、25.33 和 27.36[29]。

◆ 陶瓷

有三种制作瓷贴面的方法：分层瓷（传统方法），压制（通过打印或切削），以及 CAD 技术（同时打印桥架和瓷贴面的 CAD 文件）[6]。虽然切削法已被广泛使用，特别是氧化锆材质，但其缺点在于浪费材料，近 90% 的瓷块被废弃，而且还有可能产生裂缝[31]。另外，陶瓷是口腔医学使用的材料中最难进行 3D 打印的材料，因为它的熔点很高，而且在成型后需要进行热处理以达到固化效果，从而限制了可使用的 AM 技术[34, 74]。众多 AM 技术中，只有直接喷墨打印能够达到标准，其余方法都会产生多孔结构[31]。这种方法通过悬浮液中逐层铺设结构层，产生一个绿色的材料体，随后进行烧结，从而产生 3D 结构。

Robocasting 是一种专门用于制作陶瓷的 AM 技术，其通过计算机控制逐层沉积，按照 CAD 模型从孔口挤出陶瓷悬浮液，从而获得一个 3D 结构，该绿色结构会经历一个去除有机添加剂的过程和一个烧结过程[74]。由于这也是一种逐层沉积的方法，故其无法避免阶梯效应，需要进行表面处理[74]。

为避免喷嘴堵塞、印刷不规则、与印刷装置不兼容等缺点，需要对悬浮液的几个参数进行调整[71]。喷嘴的内容物必须能在适度压力下流动，并在沉积后保持不变形，干燥后也不改变形状，最后还能紧密烧结[91]。经过大量分析，发现悬浮液对可挤压性（通过喷嘴挤压）的要求为：可逆的剪切稀化，黏性在 10 ~ 100 Pa·s，且无颗粒结块；对可印刷性（陶瓷悬浮液连续堆叠而不塌陷）的要求为：悬浮液需要相对较高的模量（G0）同时 Sy ＞ 200 Pa·s，使印刷层得以自立[74]。悬浮液中陶瓷的固体含量必须视情况决定，各文献中就提到了不同数值，如 24.2 vol%[71]、27 vol%[31]，甚至高达 47 vol%[91]。除了固体含量，添加剂的含量也需要注意，最佳数值为 10 ~ 12.5 wt%，以防止喷嘴的堵塞和干燥[71]。另外，分散剂和黏合剂（有机添加剂＜ 3.0 vol%）也被提倡用来减少收缩[74]。若各因素控制得当，生产出的材料强度可达到 763 MPa，断裂韧性达到 6.7 MPa，密度达到理论密度的 96.9%，这与传统生产的 3Y-TZP 在冷等静压下的机械性能相当。但还需要考虑烧结后的收缩问题，因为收缩率可能高达 25%，根据 Wang 等的观点，如果不加以补偿，最终结构与原始设计相比，结果真实性较低，外咬合面及牙冠轴面与咬合面交界处比预期大，轴面比预期小[104]。

通过 3D 打印制造陶瓷虽然烦琐但仍具潜力，特别是在使用 Robocasting 技术时。这项技术通过切换喷嘴的进给器或利用多喷嘴系统，可以做到打印两种不同材料，这样在不同空间几何的情况下，就可以沉积不同成分，甚至不同材料，例如，在同一台设备上打印金属芯和瓷贴面[74]。这些进展还需要进一步探索，但必定会在不久的将来占领口腔医学的一席之地。

可摘义齿修复学

◆ 全口义齿

尽管 3D 打印在修复学领域已经取得了进展，但其制造全口义齿的技术仍然不成熟。其中的原因不难理解：全口义齿目前仍需要直接作用于患者，从无牙区转移所有必要的信息，但最重要的是周围的软组织信息。因此，在固定修复学或本章涉及的其他领域中，固定结构的简单数据转移并不适用。义齿基托边缘对唇部进行支撑、牙齿定位、垂直尺寸配准等关键环节的前提是要试戴蜡堤，并通过适当的边缘整塑和终印模记录肌肉的主被动条件。

尽管如此，研究小组已经开始尝试研究全口义齿制造过程的各个环节，每一步都无法完全脱离于传统制造步骤。首先，研究小组试图通过比较 3D 打印和传统的定制托盘，来评估终印模定制托盘的精度。Chen 等使用熔融沉积建模和 PLA 长丝打印下颌托盘，无牙石膏模型作为基底[19]。打印完成后，对托盘的凹陷表面进行扫描，并与石膏模型进行比较，以预估印模材料的预留空间，一般大约为 2 mm（蜡片的厚度）。手工制作的平均空间为 2.08 ~ 2.24 mm（SD：0.26 ~ 0.56 mm），明显高于 3D 打印托盘的数值 2.01 ~ 2.02 mm（SD：0.09 ~ 0.10 mm），且一个托盘的打印时间为 45 min。此后，另一个团队使用了带 / 不带组织挡板的 3D 打印托盘（熔融沉积建模）[95]。在临床实践中制作印模后，对材料的厚度进行检查，结果显示数字托盘的材料分布比手工托盘更好。此外，带组织挡板的托盘表现更好。若增加一个对照组来模拟传统的边缘整塑过程，且不对数字或手工托盘进行边缘整塑，那么翼缘的扩展很明显是不充分的。

另一项研究中，研究小组对上颌的石膏模型进行了扫描，并制作了全口义齿的蜡型。虽然打印蜡型（14 ~ 16 h）和去除支持材料（1 ~ 2 h）所需的时间很长，但 3D 打印或手工制作的组织表面平均偏差没有明显差异［整体面积的平均偏差分别为（0.29 ± 0.14）mm^2 和（0.30 ± 0.17）mm^2］[18]。Inokoshi 等尝试复制患者现有的义齿，并在软件中进行修改，如改变人工牙的大小、调整唇部支撑、改变咬合面，然后给患者试戴这些义齿。使用 3D CAD 软件进行的偏差分析显示，92% 的上颌义齿和 95% 的下颌义齿的偏差分别小于 0.8 mm 和 0.6 mm，黏膜的可移动性（0.3 mm）可以补偿这种偏差[45]。本研究还得出结论：正如患者和医师所评价的那样，以传统方式制作的义齿在美学和稳定性方面明显优于 3D 打印，且后者的椅旁时间也更长[44]。需要注意的是，3D 打印义齿的牙齿排列无法在椅位上直接调整，而是需要提前制作几个试戴义齿以确定最终牙齿排列。

在使用 3D CAD 软件进行牙齿设计的尝试过程中，Sun 等通过传输工业上可用的牙齿尺寸数据建立了一个数据库。通过扫描义齿基托和蜡环，他们使用扫描到的牙齿信息进行设置。然后打印组件，但牙齿必须一个接一个地插入各自的位置，并且必须以传统的实验室方式完成精加工过程（抛光和包装）[96]。

此外，通过以下方法探索了制造 3D 打印义齿的可能性[23]。使用丙烯酸树脂将商用全口义齿的形状 3D 打印出来，将其与四个不同公司的义齿进行间接拉伸断裂载荷和抗崩裂比较。事实证明，3D 打印的牙齿在第一个特性方面排名第二［拉伸断裂载荷为（160.28 ± 8.83）N］；与四个商用义齿样品中的其中两个相比，它们在抗崩裂方面没有显著的差异［（89.22 ± 14.87）N］[23]。这些数据表明，3D 打印全口义齿的机械性能良好。本研究着重强调的是用光固化黏合剂将人工牙黏接到义齿基托上。如果 3D 打印可以通过多色分层打印全口义齿的雏形，那么就可以攻克这个难点。需要注意的是，3D 打印牙齿的美学效果远不及人工义齿，因为它们是在固体树脂块中单色打印的，未尝试对牙釉质或牙本质进行分层。

在这一领域，3D 打印技术的进步似乎并没有超越经典手工方法和个人的改进；多年来，材料和精确的临床实践已经实现完美的全口义齿制作。但这并不排除改进的可能性，或许在未来几年，通过产生新的想法和难点突破，3D 打印也可以在这个领域达到理想的效果。

◆ 可摘局部义齿

Williams 等在 2006 年首次提出用 CAD/CAM 系统（特别是直接金属激光烧结）进行可摘局部义齿（removable partial denture，RPD）的制作 [106]。这种应用首先需要创建一个精心设计的 RPD 的 STL 格式文件并送去打印。在打印前的所有步骤，都可以以传统的方式进行，直到最终印模，可以扫描最终铸件的数据，以便进行 CAD。对于义齿设计，可采用带有触觉臂的软件进行虚拟的模型测量、倒凹区封闭、就位道识别和修复体设计 [57]。钴合金和钛合金在不同的 3D 打印制造方法中都可以使用。

制造方法可能会影响生产桥架的机械性能。例如，使用选择性激光烧结和直接金属激光烧结制作的 Co-Cr 合金 RPD，虽然与铸造合金相比，产品都更精准、更坚硬，具有更高的屈服强度和抗疲劳性，但选择性激光烧结的弹性模量［（202 ± 16）GPa］明显低于直接金属激光烧结［（225 ± 10）GPa］和铸造合金［（229 ± 7）GPa］。因此笔者认为选择性激光烧结方法在卡环制造方面具有优势，而铸造和直接金属激光烧结更适合制造需要更高硬度的连接体或支架 [5]。在最近一项研究中，同样使用 3D 打印或传统铸造来制造 Co-Cr 合金 RPD，尽管两种方法的临床适应性都达标，但传统铸造的桥架整体适配度和准确性明显优于 3D 打印 [93]。另外数据采集方法对准确性和拟合度也没有明显影响。在被检查的区域中，支架和基托的精度很高（间隙＜ 50 mm）且与制作方法无关，然而，主要是大连接体和 CAD 打印出现问题，其中拟合度最差 [93]。

当重点研究卡环制造时会发现，与切削或铸造的卡环相比，用选择性激光熔化制造的钛合金卡环明显粗糙度更高，外表面的精度更低，并且测试固位力时发生断裂的测试周期数更低，因此认为它们不适合投入使用 [99]。然而，Kajima 等提出，物体的打印方向与长轴方向之间的角度可能会影响这些结果，因为当角度为 90° 时 3D 打印的结果与铸造卡环相当，但当角度为 0° 和 45° 时，成品性能较差 [51]。

尽管 LS 有很多优点，如不会产生切削屑、适合制造精细形状、切削精度由切削工具独立决定、能同时制造多个桥架、过程自动化，以及相对较低的成本 [13]，但与传统方法或切削方法相比，其生产的表面仍然太粗糙 [76]。为了结合切削和 3D 打印的优点，人们已经提出了混合技术，其结合了重复的 LS 和高速切削技术。两项不同的研究都使用了这种混合方法，用 Co-Cr 合金在磨牙模型上制作阿克卡环 [66，100]。两项研究都得出结论，混合方法的表面比传统铸造及仅由重复 LS 产生的表面更光滑。这两项研究还发现，支架的最大缝隙在其他区域，而不是在卡环臂或卡环尖。混合卡环在 10 000 次循环后也具有较高的初始和最终固位力及较低的下降率。上述研究清楚地表明，需要进一步评估混合方法用于临床的效果。

◆ 颌面部修复学

3D 打印也已被应用于颌面修复中，以充填的方式完善了颌面部缺陷患者的治疗计划和口腔修复。这些患者的情况往往复杂且耗时，即使是有经验的修复医师来治疗，也会出现匹配度差和功能下降的情况，导致患者的生活质量差。随着 CAD 和 AM 技术的发展，手术前的数字规划、缺陷区域的 3D 可视化和修复体的 3D 打印定制能够克服上述限制，将费时费力的步骤简化 [48，55]。更具体地说，3D 打印已经能够构建出缺陷区域的 3D 模型 [47，65]，手术用充填体 [82，55]，用于终末塑型的个体化托体和模具 [48]，以及永久充填体 [12]。在 Jiao 等的一项试验性研究中，11 名上颌骨缺损患者使用了 SLA 技术制作的充填体 [48]。确切地说，首先用 Mimics 软件处理缺损区的 CT 扫描图像以创建患者头部的3D模型，使效果区周围的剩余组织可视化。再用Geomagic Studio1 2.0软件进一步处理3D模型，设计修复缺损部分。然后用SLA制作缺损腔的丙烯酸树脂模型，进一步用于边缘整塑和剩余组织的终印模。大多数患者对填充赝复体感到满意，其中没有人在进食时出现渗漏，有人在喝液体时出现渗漏，有两个人反映声音出现鼻音[48]。在一项类似的研究中，CAD/SLA被用来为上颌骨缺损患者制作终印模的定制托盘。与传统托盘相比，用SLA个性化的托盘数据更准确，大多数区域的误差在1 mm的可接受范围以内，但颊壁的误差最大，达到了3 mm。此外，Bartellas等还评估了制作个性化充填体的成本。在这项研究中，使用了低成本的台式3D打印机和免费软件，并证明可以制作低成本的腭部充填体，使偏远地区的低收入患者更容易接受[12]。总而言之，数字工作流程制作的充填体具有时间和成本效益，具有良好的边缘密合性，能够赋予患者更好的功能和生活质量[47，55]。

口腔正畸学

口腔正畸学也是口腔医学中受益于3D打印技术进步的一个领域，随着口内扫描仪和3D打印机的引进，口腔正畸学实现了向全数字化工作流程的过渡。凭借面部扫描、CT扫描和软件程序，得出的理论生长模型可以预测组织生长期间和正畸治疗后的变化[80，46]。3D打印可以将这些变化展示出来并进行可视化处理，因此可以帮助正畸医师预测应用正畸力后的生物反应，并帮助患者直观地看到正畸治疗的最终效果[46]。此外，3D打印已被用于制造正畸模型、矫治器和其他器械。使用SLA基于数字化文件制作3D正畸模型，其精度取决于打印层的高度和3D打印机[33]；也可以使用光聚合物喷射制作正畸模型，其后续处理与SLA十分不同。必须要有一个清洗装置在打印后去除模型的胶状支撑材料，而SLA需要先用酒精清洗，然后在紫外线下进行完全固化[37]。较小层高（25 mm）的打印模型尽管具有更多细节和更好的表面光洁度，但误差较大。相比之下，较大层高（100 mm）的打印模型误差最小，但都在临床上可接受的范围内[33]。正畸矫治器可以直接或间接地借助3D打印技术制造。Salmi等使用SLA制作了一个定制软性正畸矫治器的模具[84]。该矫治器某些点的误差可达1 mm，但笔者认为精度是足够的[84]。比较3D打印（光聚合物喷射）或切削生产的正畸矫治器发现，切削矫治器具有更好的匹配精度，并可以使牙齿移动得更快，应力分布更均匀。在使用3D打印技术制作正畸矫治器时，应考虑一些关键因素，如更低的层厚度（避免出现阶梯效应）和更高的精度，以便更好地控制牙齿移动[62]。多组件的正畸矫治器也可以借助3D打印技术生产，但弯制机器人制作的金属弹簧和卡环具有更好的临床适应性[102]。舌侧正畸的定制托槽也可以用3D打印技术制作（先用蜡模拟，然后用高金合金铸造），最大限度地减少了患者的不适和脱黏情况，以及使用舌侧托槽时通常会遇到的加工问题[105]。尽管上述的一些应用只能作为“概念性证明”在有限的案例中发表，但它们通过数字化工作流程为正畸治疗奠定了基础。

牙髓病学

与前面提到的口腔医学领域相比，牙髓病学在文献中对3D打印的应用较少，最近才受到关注，主要是一些病例报告和文献综述。不过，3D打印还是有很多应用的，例如用于以教学为目的的非手术根管治疗，或通过3D打印的牙支持式导板进行根管修复术和根尖周切除术的手术导板，又或是通过生物打印组织工程中用于牙髓再生的组件。

对口腔医学生进行根管治疗教育的传统方式包括收集天然牙并将其嵌入环氧树脂块中。该操作很耗时，因为其涉及伦理批准，以及关于细菌传播的各种困难和危险。随着AM技术的引入，可以用CBCT或微型CT扫描相同的牙齿，并用熔融沉积建模、Multijet打印/Polyjet打印、数字光处理或SLA打印牙齿[79]。这样就可以在口腔医学生进入诊所之前为他们制作所有可能情况的牙齿，也有助于老师对他们进行更公平的技能评估。

与天然牙相比，CBCT扫描和SLA打印的牙齿有着50.9 ~ 104.3 μm的偏差，且复制品之间有43.5 ~ 68.2 μm的偏差[79]。除了这些微小的偏差外，当学生在3D模型上进行牙髓治疗训练时，他们感觉与天然牙差别不大[79]。为了使模型更贴切地模拟自然组织，Robberecht等[81]制造了一个基于羟基磷灰石（hydroxyapatite，HAp）的根管系统。该系统具有解剖学特征，模仿了天然牙本质矿物相的化学成分和微观结构。这是一个将 3D 打印与组织工程原理相结合的例子，旨在为牙科教育提供更复杂的模型。

除了学生教育，这种类型的培训也能帮助资深专家处理根管形态要求高、牙髓管闭塞或牙内陷的疑难病例。对于这种情况，建议在引导根管钻的帮助下，采用直线进入根管的方法。这种根管通路技术被称为“引导式根管治疗术”[67]。

除了 3D 打印的非手术应用外，这项技术还可应用于根尖周切除术的手术治疗：通过 3D 打印制造的手术导引板可以提供更准确的截骨穿孔部位。手术导引板还可用于处理解剖学上的复杂情况，如靠近鼻窦、动脉或神经的牙根。由于材料的高熔点，使用选择性激光烧结打印的热塑性材料可以高压灭菌，故可安全用于口腔内手术[27]。在一份病例系列报道中提到，使用环钻切除根尖不需要抬高皮瓣，就能在获取有关插入深度的信息（利用导引板中的挡块）的同时，分离组织进行活检，并使组织损失最小化，从而达到更快的愈合期[36]。

最后，AM 已经在生物打印部件中找到了发展方向，其中包括用于牙髓再生的干细胞和生物墨水。该方向很有意义，因为人体的所有细胞都嵌入在三维组织中，因此三维载体更接近自然环境。众多的 3D 打印方法（如微挤压、喷墨、激光和光刻）都已被用于研发载细胞的生物墨水喷墨打印机。文献显示，3D 打印的、含有三氧化矿物凝聚体[22] 和 Biodentine 材料[40] 的生物支架，在体外模型中增强了人类牙髓细胞的分化，有利于成骨。在另一项研究中，笔者构建了一个个性化的双喷嘴挤出打印系统，以打印海藻酸钠－牙本质基质和根尖乳头干细胞的混合物[10]。这种新型的生物墨水被认为具有较高的可打印性、细胞存活率和较强的嵌入细胞的牙源性分化能力。

上述例子都证明，创新在牙髓病学中至关重要，而整个口腔医学领域在未来也会因 3D 打印和组织工程学的进步而获益良多。

牙周病学

口腔医学中另一个受益于 AM 技术进步的领域是牙周病学。外科种植导板、牙种植体和再生性牙周病是与牙周病有关的 3D 打印的主要应用。自 2009 年达成共识以来，计算机引导手术成为临床应用的一种既定治疗方法至少已有 10 年[38]。这种方法可以依据 CT 扫描的结果，将手术过程可视化并指导种植体的植入。这种方法几乎没有任何偏差，且具有很多优势，例如其可以在术前进行规划并优化种植体植入位置，以修复体为导向植入及即刻植入种植体，还可以做到手术创伤和不适的最小化[109]。然而，种植体计划位置与最终位置还是会有偏差，这是由制作过程中的误差积累而成。手术导板的准确性受到几个不同因素的影响，如制造技术的选择、成像技术、手术导板的类型和位置、导板的固定等。因此，了解所使用的方法的准确程度变得至关重要[87, 109]。在最近一项评估 SLA 制造的手术导板准确性的临床研究的系统回顾和荟萃分析中显示，进入点的平均偏差为 1.25 mm，在根尖为 1.57 mm，角度为 4.1°[109]。准确性较高的手术导板系统是无须翻瓣导板，它完全由计算机引导并使用固定螺钉[109]。在一个类似的综述中，评估了 SLA 制造的黏膜支持式手术导板的准确性，结果显示，平均根尖偏差从 0.67 到 2.19 mm 不等，平均冠状位偏差从 0.6 到 1.68 mm 不等，平均角度偏差从 2.6° 到 4.67° 不等[87]。据报道，影响种植体植入准确性的主要因素是骨密度、黏膜厚度和手术技术[87]。

AM 也被用于牙周病领域，用于制造模仿牙周膜、牙骨质和底层支撑骨结构的特性及复杂结构的支架。聚己内酯（polycaprolactone，PCL）一直是几个关于牙周再生研究中的首选材料，由于其具有良好的记录和理想的性能，因此，它在骨科领域表现出极具前景的积极成果[9]。Park 等制作了个性化的 3D 打印 PCL 支架，其采用纤维导向结构，试图模仿骨－牙周韧带（periodontal ligament，PDL）结构，在体内牙周骨再生方面取得了积极成果[73]。此外，他们还结合了熔融沉积建模技术（生产 β-磷酸三钙 -TCP/PCL 以用于骨再生）和细胞片层技术（用于 PDL 再生），制造了用于骨和 PDL 再生的双向支架[103]。尽管这些支架在不同组织（骨、牙骨质、PDL）的再生方面显示出积极的结果，但没有纤维的功能走向及再生骨的具体结构[103]。为了克服这些限制，笔者通过修改支架的制作来改变纤维的走向，通过向支架的骨隔室添加磷酸钙，对 PDL 隔室和骨结构进行电纺丝，从而改善纤维定向和增加骨形成[26]。此外，根据缺陷区域的 CT 图像，使用 3D 打印 PCL 制作的定制支架可以精确地适应牙周骨缺陷区域。

引导骨组织再生术也受益于 3D 打印技术的进步。在 Shim 等的研究中，借助熔融沉积建模制作了

β-TCP/PCL 膜，并在体内对其引导骨组织再生的能力进行了评估[90]。与胶原蛋白膜相比，β-TCP/PCL-3D 打印膜表现出更强的骨再生能力和稳定性，在未来的临床应用中潜力巨大[90]。Ciocca 等提出了一种个性化的、直接金属激光烧结制造的钛网，用于修复体引导的骨再生[25]。这种定制钛网可以与自体骨、无机牛骨相结合进行临床应用，使下颌骨弓的平均骨增量达到 3.83 mm，上颌骨达到 3.95 mm，进而使种植体实现植入[24]。

AM 技术还能够制造个性化的牙科植入物，以提供针对患者的牙科治疗。体外研究表明，使用各种材料，如钛、钛合金和氧化锆，能够生产出具有足够精度和高机械强度的 3D 打印种植体[20-21，70，107]。更具体地说，Osman 等使用数字光处理制作的氧化锆牙种植体具有很高的尺寸精度，其偏差低于 0.1 mm[70]。比较不同的构建方向，结果表明，与其他组（45° 和 90°）相比，0° 打印的种植体呈现出更高的强度，这表明种植体应该以 0° 角制造，即在这个平台上，力的方向应垂直于制造层[70]。此外，对打印种植体微观结构的评估显示，其存在裂缝和孔隙，表明需要优化制造工艺以获得更好的、不会危及长期预后的结构[70]。

颞下颌关节

◆ 稳定型咬合板

3D 打印技术在颞下颌关节紊乱病（temporomandibular disorders，TMD）患者稳定型咬合板（stabilization splint，SS）制造过程中的应用也被提及[83，15]。Salmi 等率先开发了 SLA 制作的 SS，并对其进行临床评估[83]。SLA 制造的 SS 精度在可接受范围内，尺寸误差不超过 1 mm，且患者能较好地适应 SS，无任何投诉报告[83]。Berntsen 等的临床研究进一步证实了这些结果，他们将传统制造的 SS 与数字光处理制造的 SS 进行了比较[15]。使用数字光处理制造的 SS 的患者比使用人工制造的 SS 的患者的满意度明显更高，尽管笔者将这些结果与印模技术联系起来，并评论制造过程不会影响患者的满意度[15]。采用全数字化的工作流程来制作 SS，可以使制作过程更快且更具有成本效益。随着患有 TMD 的患者越来越多，这项技术在未来会更加有意义。

◆ 颞下颌关节置换术中的 3D 打印

3D 打印技术也被应用于颞下颌关节（temporomandibular joint，TMJ）手术。在终末期颞下颌关节疾病中，退行性畸变导致颞下颌关节组织无法修复，或在广泛创伤或髁突发育不全的情况下，需要进行完全置换。根据从 CT 数据获得的 3D 数码图像制作颅面解剖模型，以便可视化有缺陷的颞下颌关节并进行术前手术规划[28]。更具体地说，CT 图像数据经过处理后，用 Mimics 软件制作 3D 模型，该软件可以区分不同的组织并分离特定区域。处理完成后，数据将以 STL 文件的形式传输到 3D 打印机，通过熔融沉积建模方法用丙烯腈–丁二烯–苯乙烯将 3D 模型制造出来[28]。

AM 技术的进步使得为需要 TMJ 全置换的患者快速生产个性化 3D 打印 TMJ 修复体成为可能，同时也避免了术中潜在的神经损伤[2，30，108]。“Melbourne”或 OMX TMJ 修复体全关节置换系统提供了患者特定髁突组织尺寸的可能性，与尺寸和几何形状跨度较窄的成品 TMJ 修复体相比，提供了几个优势。开发这种患者个性化的 TMJ 修复体是为了重现患者正常的解剖结构，最大限度地提高固定强度，以高敏感性适应修复体设计的变化[2]。OMX 的 TMJ 修复体由两部分组成，一是机械加工的高密度聚乙烯关节窝，二是通过选择性激光熔化技术用钛合金 3D 打印的髁突[2]。经过全面的工程分析，在一项前瞻性临床研究中对患者的 OMX TMJ 修复体进行了评估，初步结果显示，患者的关节疼痛减少，下颌的运动和功能有所改善[4，30]。Zheng 等还使用 AM 技术制作了个性化的 TMJ 修复体，并进行了临床测试[108]。TMJ 的 CT 扫描文件用 DICOM 格式处理，并使用 3-matic 研究软件设计 TMJ 修复体，以配合患者个性化的圆柱形髁突、关节窝和关节结节的解剖结构[108]。该 TMJ 修复体由三部分组成：分别由超高分子量聚乙烯和钴铬钼材料及 5 轴切削装置制造的关节窝和髁突，以及由 Ti6Al4V 合金 3D 打印而成的下颌骨[108]。将这种个性化的 TMJ 修复体应用于晚期 TMJ 骨关节炎患者的临床治疗中，结果显示，下颌骨功能和运动得到了改善，疼痛有所减轻，且未发现有并发症[108]。

◆ 颞下颌关节组织工程中的 3D 打印

3D 打印也可以用来制造支架和 TMJ 的再生部分。在 Schek 等的研究中，先用计算机设计的模具（模具由蜡质喷墨打印机打印）制造聚左旋乳酸 /HAp 复合支架，然后将 BMP-7 刺激的成纤维细胞和软骨细胞置于其中，以展现骨和软骨的形成及再生组织间的稳定界面 [86]。接着用快速原型法制作纳米级 HAp/聚酰胺材质的、完美匹配的髁突植体，来取代有缺陷的髁突 [60]。从对侧正常髁突的 CT 扫描中获得数据，镜像后进行 3D 打印。同时还制作了一个手术导板，以确保手术中的精确配合 [60]。Legemate 等利用 3D 打印技术，用 PCL 微纤维制作了符合解剖学特征的 TMJ 关节盘模拟物 [59]。简而言之，他们扫描了一个 TMJ 关节盘，创建了一个 CAD 模型，然后借助逐层沉积技术 3D 打印出支架，成功创造出了一个类似于 TMJ 关节盘的纤维组织，其微观结构具有区域差异性 [59]。

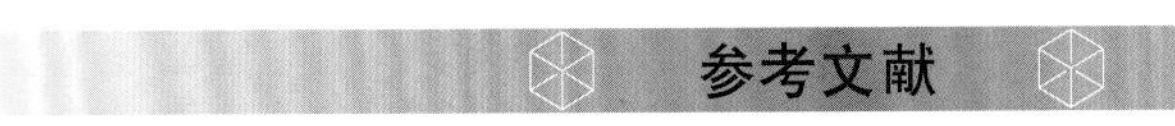

第十章

3D 打印在整形重建外科中的应用

Efterpi Demiri[1], Georgia-Alexandra Spyropoulou, MD, PhD[2], Antonios Tsimponis[3], Dimitrios Dionyssiou, MD, PhD[4]

[1] Professor in Plastic Surgery of Aristotle University of Thessaloniki, Chief of the Department of Plastic Surgery, Papageorgiou Hospital, Thessaloniki, Greece

[2] Associate Professor in Plastic Surgery, Aristotle University of Thessaloniki, Thessaloniki, Greece

[3] Plastic Surgeon, Department of Plastic Surgery of the Aristotle University of Thessaloniki, Thessaloniki, Greece

[4] Associate Professor in Plastic Surgery, Aristotle University of Thessaloniki, Thessaloniki, Greece

译者：姜闻博、韩冬

审校：何明丰、张念军

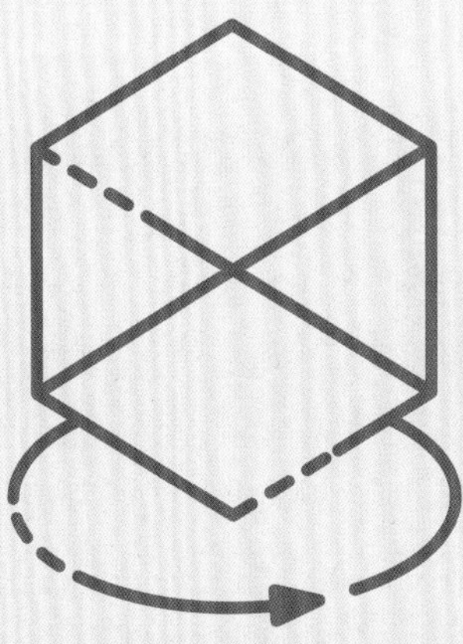

引言

在过去30年中，随着生物假体、生物材料和组织工程的进步，3D技术在包括整形、重建和美容外科在内的多个医学学科中的应用也出现了迅速增长。整形外科的原理是基于外科技术通过采集、成型和移动具有相似特征的组织到缺损区域来闭合伤口病损和治疗先天性畸形，同时保持其功能性和美观性。其原理包含了利用3D技术最终实现以极高的精度复制人体缺失的解剖结构和组织，而只从人体中借用少量细胞，从而避免或减少对供体区域的需要。

退一步来看，3D成像技术是3D打印过程中的一个首要和不可或缺的阶段，几十年来一直被用于许多整形手术的术前设计。在整形外科中，烧伤外科首先引进3D组织打印的应用；对立即获取皮肤替代物的需要催生了用少量细胞培养获取大量角质形成细胞系的想法，用于覆盖缺乏可用供体区域患者的大范围烧伤。此后，设计和挤压方法的改进使3D打印技术更加经济实惠，在外科手术中有更多的应用[1]。

3D打印技术

3D打印是利用计算机软件来引导机器将3D图像制造成具体的3D模型的工艺过程。其过程包括通过层层铺设材料来制造原型。不同类型的3D打印技术包括选择性激光熔化、熔丝沉积建模、黏合剂喷射和生物打印。选择性激光熔化工艺利用激光束将精细金属粉末床上的颗粒熔化并结合在一起；然后用滚筒或刮刀将额外的粉末再铺设到构建区域，重复该过程，直到完成制备[2]。熔融沉积建模工艺将塑料细丝或金属线从线圈上展开，熔化并层层沉积来构建物体。黏合剂喷射工艺将成型材料一层一层地施加在构建区域，利用打印头将黏合剂分散在其间以形成固体。最后，生物打印工艺从打印头连续地层层喷射细胞、基质和营养物以构建类似活体组织的3D结构[3]。快速原型技术是指利用CT、MRI或光学扫描图像完成计算机辅助3D建模之后，通过3D打印构建物体或模型的技术。随着这些技术的快速发展，3D打印可以在短时间内提供个性化产品，满足个性化医疗的目标，即为每个患者提供特定、量身定制的治疗方法[4]。

3D打印技术在整形和重建手术各个领域的广泛应用，使得外科医师能够使用个性化的人工和生物植入物来创建为患者量身定制的产品或替代组织。此外，3D打印正越来越多地用于改善患者的护理和提高外科培训[5]。最近公布的数据显示了3D打印技术是传统重建外科治疗中非常有前景的替代方案，同时全球范围内正在进行大量3D打印应用的研究。

3D打印在整形外科中生物学领域及外科学领域的应用包括外科手术规划和教学[6]、肿瘤切除后的下颌骨和上颌骨重建[7]、创伤重建[5]、颅面部先天性畸形重建[8]、正颌外科[9]、眼整形外科[10]、乳房重建[11]、手外科[12]、面部美学和畸形矫正[13]，以及烧伤重建[14]。

3D打印技术在整形外科术前规划中的应用

在整形及修复重建外科，3D打印模型可广泛用于术前规划和术中指导。肿瘤扩大切除，严重创伤或先天畸形常导致组织缺损，往往需要进行复杂的组织移植或组合运用多种重建技术进行修复。CT、MRI及其他二维观察方法不仅在过去数十年间，而且至今依然是整形外科医师分析组织缺损和确定理想组织供区的常用工具。

在乳房重建手术中使用3D成像技术是较为典型的示例。通过计算机体层血管造影（computed tomographic angiography，CTA）能够准确可靠地识别腹壁下动脉穿支皮瓣的血管穿支位置[15-16]（图10.1），使外科医师提高临床诊治效率并缩短手术时间。而四维CTA的引入，则可以在术前获得更多关于穿支血管的血流信息[17]。

面部血管畸形的3D成像也被医师用于术前规划和术中导航（图10.2）。将传统成像技术与3D打印模型相结合将有助于血管病变的诊断，是目前外科治疗的有效辅助手段[18]。

3D打印模型可以显示修复任何组织缺损所需的确切数量，为外科医师提供了更为详尽的信息，包括缺损的大小、形状和深度，与周围解剖结构的关系，以及严重创伤或肿瘤切除术后缺失的各种组织类型[19]。通过这种方式，3D打印可以成为评估组织损失极为有利的工具，可量化体积差异，从而准确规划整个重建手术过程[20]（图10.3）。

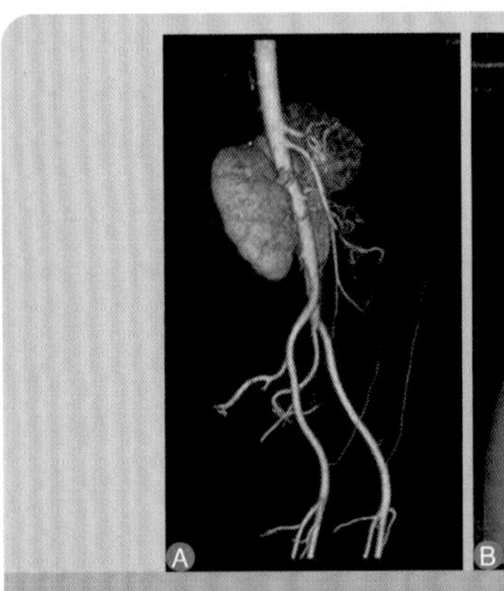

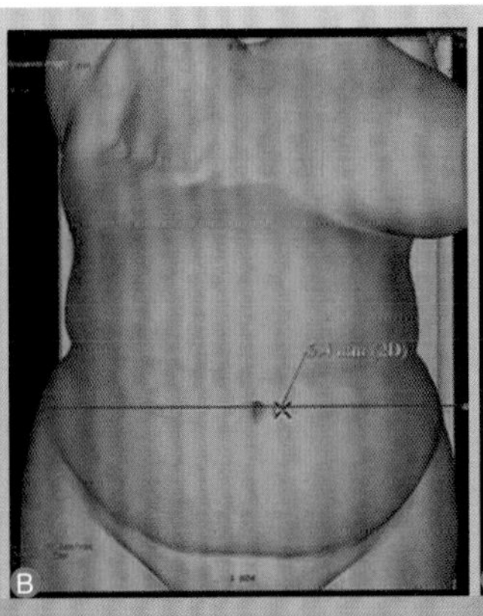

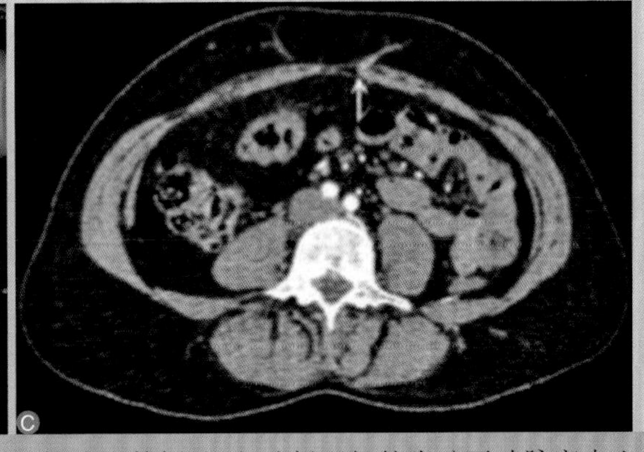

在进行外科手术之前使用腹壁 3D 成像（A、B）和 CT 血管造影数据（C）选择理想的腹壁下动脉穿支血管进行乳房重建

图 10.1　皮瓣乳房重建术

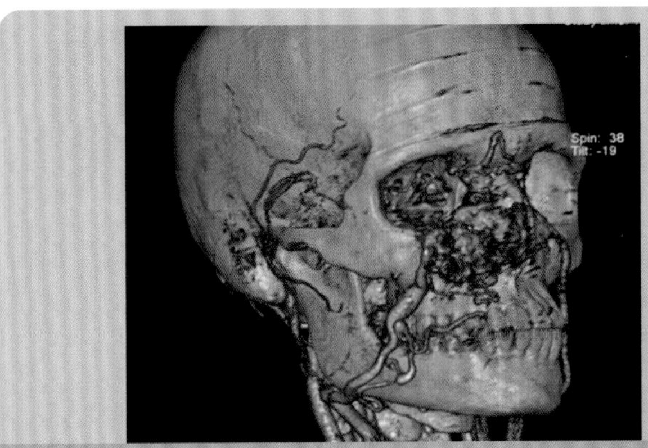

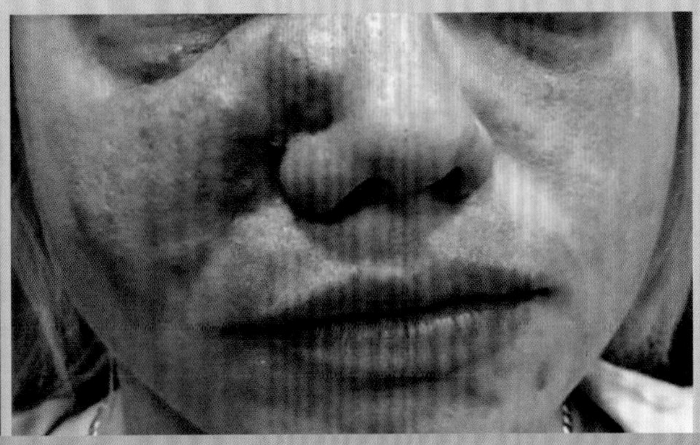

图 10.2　右侧脸颊血管畸形的 3D 成像

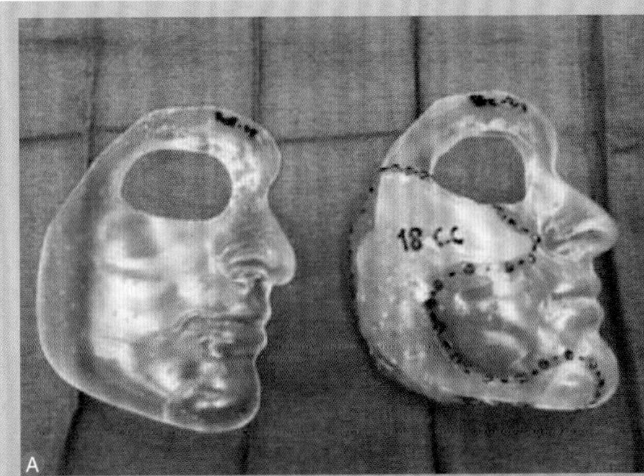

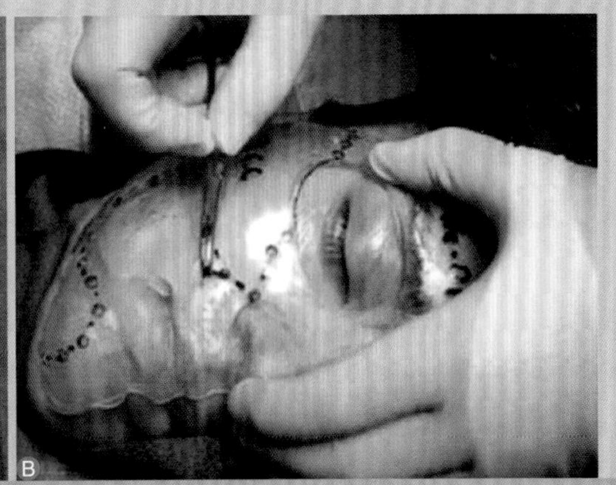

与对侧健康的用于准备 3D 打印的“反向”模型（A）相比，右侧面部区域的 3D 打印模型显示右脸颊软组织缺陷；模型可用于准确评估组织量的体积差异和计划手术矫正所需的组织量（B）

图 10.3　右侧面部区域的 3D 打印模型

（来自：伊利诺伊大学芝加哥分校的 Mimis Cohen 教授）

此外，3D 打印模型可重建出患者独特的病理学改变，这有助于年轻及有经验的外科医师预测术中可能遇见的各种挑战及术后结果。通过这一过程，外科医师可以制订出复杂重建类手术（尤其是显微外科手术）的全面手术计划，由此获得更多的专业知识，同时缩短手术时间并提高最终的手术效果。

3D 打印技术在教育和培训中的应用

3D 打印模型越来越多地应用于医学教学、医师培训和患者教育，因为它们可以真实地模拟组织结构，使学习者更直观准确地理解、处理和操作。

整形外科需要良好地应用外科解剖学知识。在过去几年里，医学生和住院医师的标准医疗培训，是需要在解剖实验室花费数小时学习人体标本的解剖结构的，然而，大量的标本损耗迫使教育项目开始更多地依赖3D技术。医学生和年轻医师的培训可以使用3D打印模型进行，比如需深入了解掌握的人体解剖学模型，而住院医师的手术技能，也可先在这些模拟人类组织或器官的模型上练习得到提高，再给患者做相应的手术[5]。

有关于面部骨组织和软组织结构的仿真教育模型，最初便被生产且逐步应用于面部外科教学；唇腭裂模型已经被创建出来，年轻医师可通过模型模拟操作唇腭裂结构修复手术及继发性鼻畸形修复手术。外科医师对模型的真实性和解剖结构的准确性给予了积极的肯定[6, 21]，具有弹性的两层模型是由外侧聚氨酯和内侧硅酮制成，已被设计为住院医师进行面部局部皮瓣和唇形成形术练习使用；年轻医师反馈说他们的体验感真实且有趣[22]。

采用了CAD和3D打印技术的儿童患者特异性肋软骨模型也被创建出来，其被用来训练进行耳再造重建手术。因此，学员可以成功学会雕刻硅胶复合肋骨，其具有与人软骨组织相似的几何形状、柔韧性、纹理和缝合特征，而这已被经验丰富的耳整形外科医师证实[23]。

住院医师在整形外科的培训，通常缺乏实践经验，这块领域也可以通过3D打印支架进行训练。例如基于部分突出的驼峰鼻模型已经被创建并被用作鼻成形术的训练内容；丙烯腈－丁二烯－苯乙烯被用来模拟骨骼，不同类型的医用硅胶模拟软骨、皮肤和黏膜[24]。

近年来，3D打印新兴技术被用于开发令人印象深刻的虚拟现实手术系统，这为更清晰显示患者的解剖和结构异常提供了机会（图10.4）。虚拟手术计划系统可以帮助外科医师在进入手术室前制订准确的手术计划，实践手术技术，预测困难，减少手术错误，缩短手术时长并预测术后结果，最终达到提高临床实践的整体质量[25, 26]。此外，穿支血管解剖结构的3D打印可能对穿支皮瓣的训练和教学非常有帮助；Gillis和Morris使用黏合剂喷头式3D打印机制造了一个乳腺内动脉穿支和邻近肋骨的三维仿真模型[27]，该模型可在多个平面及角度上进行可视化解剖观测主要穿支动脉，极大地帮助了外科医师掌握优势穿支的解剖结构。

最近，使用3D监测器和特殊3D眼镜的3D显微镜已被发明出来，这可以提高显微技术训练质量，更方便微血管吻合和周围神经缝合操作（图10.5）。

3D打印模型可能对患者自己也非常有帮助，让他们更好地理解自己所面临的问题，并对手术程序、手术治疗方式和结果有更详细的了解；患者可以通过他们的感官，即视觉和触觉，看到、感受并比较术前和术后的3D模型，因此，他们可能对手术计划有更切合实际的认知[20]。

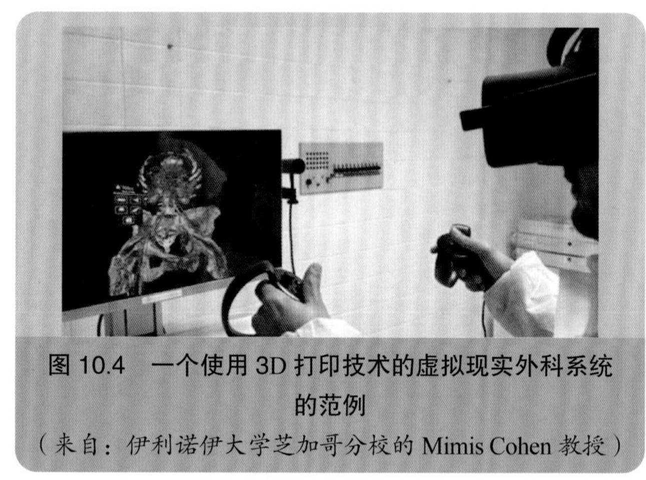

图10.4　一个使用3D打印技术的虚拟现实外科系统的范例
（来自：伊利诺伊大学芝加哥分校的Mimis Cohen教授）

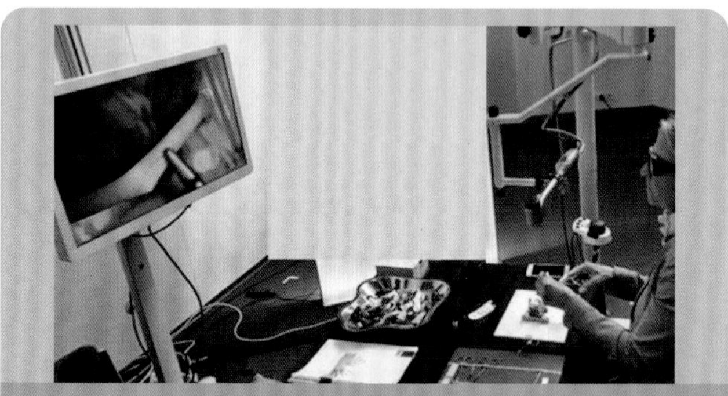

图10.5　3D显微外科系统，使用3D监视器和特殊的3D眼镜，以强化显微外科训练效果和方便微血管吻合

3D打印技术在头颈修复重建中的应用

3D打印技术在头颈修复重建中的应用是多种多样的，包括各种程度严重的颅颌面畸形，即从简单的局部软组织缺损到大型及复合组织缺损[28]。

在游离骨瓣或骨皮瓣重建节段性下颌骨切除缺损和上颌骨缺损方面，使用基于高精度下颌3D打印模板预制的预弯钢板，可有效缩短全身麻醉时间，实现更好的咬合关系，并将钢板外漏的风险降至最低[25, 29, 30]。此外，预弯钢板在面部轮廓重建中也被证明优于术中弯曲钢板[31]。在3D打印手术导板的辅助下，使用带血管的游离腓骨瓣进行下颌骨重建，不仅可以缩短手术时间，而且可以优化重建的准确性，促进骨矿化，提高术后结果的可预测性，然而，也应考虑 3D 打印带来的额外成本，并与这些收益进行权衡[32-33]。

3D 打印模型在 Pierre Robin 序列征（Pierre Robin sequence，PRS）患儿下颌骨牵张成骨治疗中也有所应用。3D 打印技术引导下颌骨牵张术与传统手术相比，手术时间和住院周期都明显缩短，术后并发症也没有增加[34]。虚拟手术规划（virtual surgical planning，VSP）提供的打印手术导板也有助于外科医师避免损伤下牙槽神经和（或）发育的牙齿结构[35]。然而，由于 VSP 过程需要进行 CT 扫描，婴儿暴露于电离辐射是该技术的潜在缺点。为了克服这一缺点，一些研究者建议在 VSP 中使用 MRI，并报告了令人满意的结果[36]。

牙植入和牙修复体的放置也可以通过 3D 打印技术进行辅助，并在下颌骨切除和重建时同步完成[37]。

CAD 和 VSP 已用于面部对称性修复过程。据报道，缩短手术时间和优化截骨术是该方法重要的优点，而较高的成本、较长的生产时间（几天到几周）和对手术计划的术中变更缺乏灵活应对是其缺点[38-40]。

3D 打印技术在头颈修复重建中的另一个最新应用是制作眼眶植入物模板，用于创伤后或肿瘤切除后的二次眼眶重建。采用 3D 打印技术制作的个性化眼眶植入物具有较好疗效[10]。基于 CAD 定制的眼眶植入物可提供最精确的眼眶重建，与标准预制眼眶植入相比，手术时间也更短[41]。

3D 打印个性化颈部夹板已成功地应用于治疗烧伤后颈部瘢痕挛缩。尽管与标准颈部夹板相比，其生产成本更高，但 3D 打印夹板精度高，可以与患者颈部完美贴合，并且能够在伤口愈合过程中解剖结构发生变化后进行调整[41-42]。

最后，基于美学目的，使用 3D 打印技术，辅助进行甲基丙烯酸甲酯植入物填充额部和颞部，已用于增强亚洲患者的面部轮廓特征[43]。

3D 打印在乳房相关手术中的应用

乳房手术包括隆胸、缩胸、矫正不对称和男性乳房发育等，乳房切除术后乳房重建等是目前世界上最常见的整形手术。隆胸是最常见的乳房美容手术，而乳房重建是乳腺癌整体治疗的一个重要阶段[44]。乳房的对称性、大小和形状是所有乳房手术美学结果的关键因素，可以通过精确的术前测量和术中规划来优化[45]。

在隆胸、乳房不对称或再造手术中，通常的做法是基于外科医师的能力和经验来评估和选择理想的隆胸假体体积和形状，但这些会受限于临床测量方法和二维照片分析结果。各种客观定量计算乳房体积的方法已被报道，如使用预充袋装水或大米，来选择多种尺寸的植入物，或使用对侧乳房作为模板进行单边延迟乳房重建等[46]。同样的原则也适用于自体皮瓣乳房再造术，而对侧乳房的分析既适用于立即再造术，也适用于延迟再造术；重建乳房的美学结果和对称形状由对侧乳房的基底、锥体凸度和皮肤罩决定[47]。

目前 3D 成像技术是乳房手术中应用价值很高的工具，同时 3D 打印模型的使用提供了乳房的定量测量和体积计算依据，以及对乳房的大小、形状、轮廓和对称性的视觉评估标准[48-50]。然而，高昂的成本和缺乏获取渠道是阻碍 3D 扫描技术在乳腺手术中广泛应用的主要原因。

与常规乳房测量技术相比，3D 表面成像（surface imaging，SI）比 CT/MRI 方式具有显著的优势：一方面，3D SI 摄影是无创的，没有不利的健康影响，更重要的是，它同时消除了患者和医务人员的 X 射线暴露。与基于 CT/MRI 的技术相比，测量记录时间显著缩短[51]；另一方面，使用 CTA/MRA 对于预先规划游离组织瓣的穿支仍有价值[47]。

据报道，尽管 3D 扫描技术在直接测量乳房体积的准确性、精度和重现度方面优于人体测量，但 Yang 等认为，3D 扫描方法在透视乳房内容物、到达胸部与乳房后边界间隙和（或）乳房下皱襞的准确成像方面不足，特别是在大而下垂的乳房中[51]。

Chae 等描述了一种对乳房进行体积分析的有趣方法：基于 CT 或 MRI 扫描数据，根据他们创建的软件进行 3D 重建，并使用 3D 打印机制作乳房的生物模型，实现了可实体触诊评估乳房特征。研究者还报道了通过该方法可以制订更好的术前计划和手术指导，在减少手术次数和改善最终美学外观方面都有良好的效果[44]。

Hummelink 等利用 3D 立体摄影测量技术制作 3D 打印乳房模具，用于术中自体乳房重建；为了帮助外科医师确定自体组织的形状和体积，皮瓣被放置在患者特定的打印模具内，这样可重建出理想的胸型。根据研究者的初步经验，这种方法简单、经济，可获得令人满意的结果；然而，术前应考虑患者的特点和供体位置，以便能够充分利用模具的潜力[11]。

Patete 等报道了 3D 打印技术在乳房手术中的另一个应用，即乳房自体脂肪移植。受区的脂肪组织的分布形式是决定手术效果的最重要因素，同时也会影响脂肪坏死、脂肪吸收及囊肿等并发症的发生。研究者描述了一种计算机辅助手术规划方法，通过允许优化脂肪组织转移的泛型算法来量化和分析移植的几何形状。基于 MRI 扫描，创建患者胸部的 3D 模型，通过开发的软件生成均匀的脂肪移植分布；优化脂肪注射路径的位置和方向可以减少并发症，提高手术质量[52]。

3D 打印技术在四肢重建手术中的应用

手足骨和软组织病理学的 3D 打印，是 3D 技术在四肢重建手术中的一个有趣应用例子。制造一个 3D 模型可以为外科医师提供多种信息，包括骨结构的体积、骨折线角度、骨折类型和碎片、周围软组织损伤及最佳手术治疗方法的生物力学分析。Chae 等报道了在踝关节软组织重建中使用3D打印实体的“镜像”模型进行术前规划。基于对侧健康踝关节的 CT 数据，重建三维“镜像”模型，然后根据打印的模型规划前臂游离皮瓣，并精确修复创面缺损[53]。

3D技术已经被用于创造手部手术的新定制器械，比如用于治疗手指骨折的骨复位钳[54]，以及患者专用的支具；用于手部康复，假肢和机械手[55-56]。

最近，4D 打印的概念被引入，以时间为第四维。Chae 等在各种运动过程中使用拇指和第一掌骨的 3D 打印模型，展示了 4D 打印。基于 CT 重建的光固化打印模型可以提供复杂的立体解剖细节，因此，甚至可以改进更多的术前规划[57]。

生物打印——组织工程

先进 3D 打印技术在生物相容材料、细胞和支撑基质中的应用，近期促进了生物打印这一令人兴奋的 3D 打印领域的发展。尽管目前生物打印还处于萌芽阶段，但它在组织再生、组织工程和人工器官创造方面有着巨大的前景。在整形和重建外科领域，生物制造自体组织的一个明显优势是显著减少对供体部位和（或）免疫抑制的需求。许多研究报告了利用干细胞来进行 3D 生物打印可控的组织支架，该支架可用于修复复杂的组织缺损[58-59]。

软骨和骨组织工程是 3D 生物打印应用的一个迅速发展的领域，如果成功，可能会使受损或缺失的软骨、骨和关节再生，而不是替换，并有许多临床应用。Theodoridis 等在不同图案的 3D 打印支架上使用脂肪间充质干细胞来体外培养透明软骨，新构建的软骨植入物显示出与生理软骨组织相似的机械特性[60，61]。

Zorpf 等将多孔仿生鼻和耳支架植入猪模型中，该支架使用选择性激光烧结技术和聚己内酯、可吸收生物高分子材料制备。在体外接种软骨细胞后，支架可以促进软骨再生。当植入猪皮下时，支架仍然保持了基础支撑和外观[62]。

Kim 等基于兔子模型将 3D 打印的鼻支架植入鼻背骨的膜下。支架基于兔鼻背的 CT 扫描数据进行设计并使用熔融沉积建模技术打印。第 4 周和第 12 周的组织学评估结果显示植入支架中有新生血管生成，植入的软骨细胞得到维持并形成成熟软骨且炎症程度较低，无植入物排出[63]。

组织工程在因创伤、肿瘤切除和先天性畸形需行手外科重建手术方面具有巨大的潜力。对于再生来说，手是一个极其复杂的结构，手组织工程重点围绕生物打印支架，它提供了模拟自然细胞外环境的 3D 框架，增强了特定细胞的附着和生长，使其成为高功能单元[64]。

激光辅助生物打印技术已被用于创建完全细胞化的皮肤替代品，此技术为在精密的 3D 空间中放置不同类型细胞提供了可能性。Michael 等基于大鼠模型，将成纤维细胞和角质形成细胞放置在稳定的基质上以产生新的皮肤；在与皮肤修复相关的活体实验中，生物打印皮肤显示多层表皮的形成和角质细胞的增殖，打印的成纤维细胞产生胶原，新的血管从伤口向打印细胞方向生长[14]。

原位或体外生产的 3D 生物打印皮肤，可能是重建皮肤缺损的一种非常有效和有前景的工具，尤其是在烧伤患者中。与传统皮肤替代品相比，它的优势主要是将不同类型的细胞精确地逐层沉积，这有助于再现天然皮肤的生理功能和改善功能[65]。尽管皮肤组织工程是一个不断发展的领域，有许多重建和美容应用，但在实现随时可用型生物打印皮肤广泛临床应用之前，需要克服几个问题，包括血管、细胞和支架的组合及成本[66]。

总之，3D 生物打印是一项快速发展且极具变革性的技术，其在重建外科中的应用将导致患者治疗模式的转变。

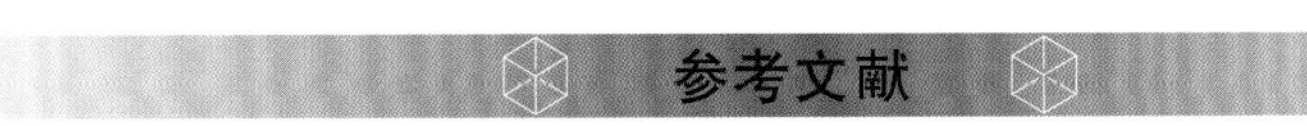

第十一章

3D 打印在结直肠外科中的应用

Constantine P. Spanos, MD, FACS, FASCRS, MBA[1], Marianna P. Spanos, BA[2]

[1] Doctor, Surgery, Aristotelian University, Thessaloniki, Greece

[2] Center for Human Genetics, Cambridge, Massachusetts, United States

译者：张桢

审校：廖信芳

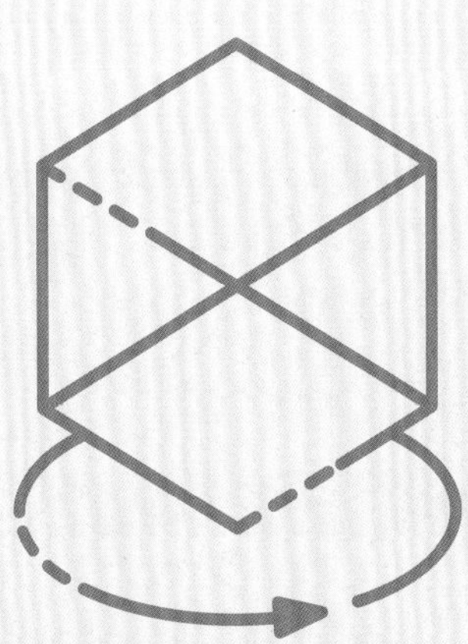

引言

3D打印是一种通过使用计算机生成的模型，应用各种材料来创建一个立体对象的工程学过程。在此过程中，材料通常是被逐层应用的[1]。该过程可分为以下组成部分[1-2]：

（1）图像采集 / 创建。

（2）建模：使用CAD软件、扫描仪或数码相机创建一个物体的数字3D渲染模型。

（3）打印：目前可用于3D打印的有几种模式。立体光刻技术使用一种被紫外线固化的液体光活性树脂。燃料沉积模型利用热量熔化塑料并创建打印体。多射流建模使用多种材料来创建高分辨率的彩色编码对象。这些模式在分辨率质量、打印时间和成本上都有所不同[1-3]。

3D打印已被应用于多个行业领域。产品设计、工程设计及汽车行业是率先应用的学科领域。在医学领域中，3D打印的潜力有望在以下几个方面得以发挥[4]。解剖模型，特别是那些基于个体患者的解剖结构模型，可以应用于教学、术前计划制订和训练。手术器械、植入物和假体可以使用3D打印来制造[3]。在许多情况下，这些“打印物”可以根据患者的解剖特征进行定制[3]。

本章重点介绍目前3D打印在结直肠外科专业中的应用。

结直肠外科

结直肠外科在几个方面体现其专业独特性。它涉及大部分的内脏解剖内容。结直肠外科专业的许多疾病都定位于盆腔或与其相关。

盆腔是人整体中的一个部分，具有复杂的解剖细节，涉及肠管、复杂的血管和神经解剖结构。肛管直肠区域的解剖结构也很复杂。结直肠外科所涉及的任何解剖结构的完整性，在手术中都有可能会受到影响，继而影响其相应的功能。理论上，3D打印的几种应用适合于结直肠外科领域。一些已经发表的报道证明了3D打印在结直肠外科中运用的可行性。

直肠癌术前计划制订

Hanabe和Ito[5]使用3D打印出的立体盆腔模型，促进了直肠癌病例的解剖学理解。其最终目标是帮助外科医师更好地实施腹腔镜下直肠癌切除术。此过程中采用多探头CT扫描获取动脉和静脉图像，并进行轴向薄片重建以获取相应信息。再在CAD软件和3D打印机的帮助下，创建具有所有重要结构（骨骼、肌肉、髂血管及其分支、神经和泌尿生殖器官）的盆腔模型。然而尽管模型质量较高，但40 h的打印时间和打印材料的弹性欠佳仍限制了其应用。该模型虽能展示骨盆结构之间复杂的特殊关系，却无法复制活体组织的质地纹理，也不能如实展现实际的手术过程。

右半结肠癌全系膜切除术的术前计划制订

全结肠系膜切除术是一种扩展后的结肠系膜淋巴结切除方法，旨在提高右半结肠癌根治性以达到最佳治疗潜能。仔细游离结肠中动脉、静脉，以及胃结肠静脉干是手术的关键之一。这种解剖结构在不同患者间存在很大变异性。Garcia-Granero等[6]曾对1例右半结肠癌患者进行CT扫描后，打印出其3D模型。最初，此患者接受了多探头CT扫描以获取其动脉和静脉图像。然后在CAD软件辅助下，其轴向图像被重建，以明确其主要的血管结构（主动脉、腔静脉、肠系膜下动脉和静脉、肠系膜上动脉和静脉）走行。胃结肠静脉干及内脏也均被描绘出来。在3D模型打印出来后，患者在此模型的基础上施行腹腔镜下右半结肠癌全系膜切除术。以类似方式，Luzon等[7]采用3D打印技术构建肠系膜上动静脉解剖学地标的3D虚拟模型、3D打印模型，并行术前测量来评估肠系膜上动静脉解剖学地标的线性三维的差异性。本研究的结论是，3D打印模型、3D虚拟模型与活体组织之间存在可接受的相关关系，从而为术前方案制订或术中手术实施提供了一个有潜力的可用视觉辅助功能。

3D打印在结直肠癌转移患者中的应用

3D打印可用于结直肠癌肝转移手术前的手术方案制订。肿瘤的位置及其与血管的关系和肿瘤体积均可以被描述出来，以促进手术策略质量提升。Witowski等[8]打印了一个在腹腔镜结肠切除术后2年的单个肝转移性病灶患者的肝脏3D模型。打印过程需要 72 h。手术团队在术前对模型的仔细研究，对手术过程起到了指导作用。Igami 等 [9] 对 2 例接受术前化疗的结直肠癌肝转移患者采用 3D 打印技术复制其肝脏模型，并依据 3D 打印模型进行病变的切除指导。

最后，3D 打印也已被用于评估结直肠癌肝转移患者的化疗效果。Cui 等 [10] 采用个体化 3D 打印肿瘤模型，来对 3D 超声评估结直肠癌肝转移的准确性进行评估。在此项研究中，CT 扫描出的肿瘤体积与化疗前后打印出的肝“肿瘤”的 3D 超声研究之间存在相关性。研究者得出结论，该模型在评估肿瘤对治疗的反应性方面是准确和可靠的。

骶神经调节：3D 打印指导电极植入

骶神经调节是治疗大便失禁和便秘的一种既定方式。它先要通过骶后孔植入一个特制锐性电极。此电极被连接到一个临时神经调制器 / 发生器，然后进行测试。如果测试成功（即患者的失禁或便秘症状改善 50%），临时神经调制器将被永久性的神经调制器 / 发生器替代并连接到长期植入电极。神经调制器 / 发生器通常被植入患者下髂腰区域的皮下组织中。整个手术的关键，是通过骶后孔正确植入电极。此过程的精准性，在很大程度上取决于患者的个体骶骨解剖结构。Cui 等 [11] 使用 3D 打印技术，在 2 名顽固性便秘患者中，通过骶骨 3D 图像来辅助指导神经调节电极的放置。3D 骶骨影像被当作模板，引导操作者插入测试针。这种打印模型在本质上是一种引导装置，有助于确定适当的骶后孔（从 S_2 到 S_4），并实现电极的最佳位置植入。

肛瘘手术

肛瘘堪称众多结肠直肠外科医师的痛苦之源。瘘管的走行高度个性化并且往往很复杂。若不妥善处理继发性支管，复发较为常见。而隐匿的、复杂的肛门括约肌医源性损伤，会导致大便失禁及生活质量下降。此外，鉴于具有多样化的手术方式和相去甚远的疗效，肛瘘手术缺乏标准护理模式。术前个体化的精准瘘管影像，对明确瘘管解剖走行、瘘管与括约肌复合体的关系，从而规划肛瘘手术有重要价值。Sahnan 等 [12] 对 3 例患者的肛瘘进行 MRI 序列扫描，对瘘管束进行分割，并随后对瘘管毗邻括约肌和提肛肌板进行了 3D 模型打印。本研究证实了肛瘘瘘管三维重建的可行性，以及它在手术计划、患者教育和外科培训方面的潜在优势。Bageas 等 [13] 还将 1 例 3D 打印的瘘管模型用于促进外科住院医师的培训的随机前瞻性研究中。

使用 3D 打印盆腔模型进行外侧盆腔淋巴结清扫术教学

在日本，盆腔侧方淋巴结清扫术是治疗局部晚期直肠癌的标准手术技术。这个手术实施过程对技术要求很高，并且有一个陡峭的学习曲线。掌握这项技术的重要性仅次于掌握复杂的盆腔解剖，以理清淋巴组织与主要血管、神经结构之间的密切关系。尸体解剖有助于掌握盆腔解剖和手术，但有限的尸体供应催生替代方法来促进学习盆腔解剖。Hojo 等 [14] 创建了一个 3D 骨盆模型，用于医科学生、外科住院医师和年轻外科医师在直肠癌患者盆腔解剖中的教学。研究人员进行了一项单中心、非盲法的随机对照试验，在盆腔解剖教学中将 3D 打印模型和教科书进行比较，结果他们发现 3D 模型的效果优于教科书。

结论

3D 打印在结直肠外科中的应用尚处于“胚胎期”。仅有零星的报告提示了 3D 打印在结直肠外科各方面运用的可行性。最显著的应用例子是在术前计划制订和手术教学中的应用。目前还没有前瞻性的随机研究证明在结直肠外科中应用 3D 打印可以改善患者的预后。两项随机对照研究报道了其在盆腔解剖和肛瘘手术的教学方面的改善。理论上，3D 打印模型可以扩展对特定患者进行手术相关图像和教科书的研究 [13-14]。打印时间和打印成本是应用 3D 打印的重要限制。3D 打印在结直肠外科中的广泛运用尚有待观察。

参考文献